中高生の身長を伸ばす7　習慣

目ざせ180cm!

習慣が
きみの
人生を決める。

予防栄養コンサルタント
佐藤智春

人工知能研究者
黒川伊保子

主婦の友社

はじめに

さて、中高生男子諸君。

あなたは、背が高くなりたいですか？


これは、将来のヒーローたちのための、背を伸ばす本です。

背を伸ばすために必要なこと、背を伸ばすのを阻害する、意外な（そして今の中高生が案外、皆やっている）生活習慣について述べます。


人生は、けっこう取り返しのつくものです。どん底からでも這い上がれます。

しかし、背を伸ばすチャンスだけは、今しかない。将来泣いても、もう遅い。

あなたが、ほんの少しでも今より背を伸ばしておきたいなら、どうか黙って、今日から、私たちの言うことを聞いてください。

絶対に背が伸びるとは断言できないけれど、可能な時期だから私たちが言ったことを守ってみて。やってみるしかありません。

〝私たち〟と言ったのは、この本が共著だからです。「背を伸ばしたい」というこの世の中高生男子たちの悲願に、そのまま訴求する本は、なかなかないと思います。というのも高身長は、脳の仕組みと、栄養の仕組みの両方からアプローチしないと達成できないことだから。

背を伸ばす秘密は、脳と血液栄養にあります。脳科学を専門とする私（黒川伊保子）は、2012年ごろから、予防栄養コンサルタントの佐藤智春さんと「脳と栄養」について共同研究してきました。この本は、そんな研究の中から生まれたものです。

予防栄養コンサルタントということばを初めて聞く人のために、簡単に紹介します。分子整合栄養学を学んだ分子整合栄養アドバイザー、予防栄養コンサルタントの佐藤智春は、ドクターが分析した70項目を超える詳細な血液データから、さらにヒトの健康状態を把握し、健康に導く「健康請負人」です。

彼女のところへは、いろいろな悩みを抱えた人や自覚症状のない人がメンテナンスにやってきます。彼女のアドバイスにより医療機関を受診し、ときに早期のがんの可能性を察知される人もいます。今どきの血液検査は、胃カメラをのまなくても胃酸の状態がわかるのです。

しかしなんといっても多いのが、「痩せたい」「背を伸ばしたい」「子どもが欲しい」「疲れが取れない体をなんとかしたい」「やる気を取り戻したい」というさまざまな相談。病気ではないのだけれど、体に悩みがある人たちの難題に、鮮やかに答えを導き出すのが、佐藤智春の真骨頂です。

なかでも、「痩せさせる」「背を伸ばす」「メンタルダウン、引きこもりから救い出す」は、彼女の得意分野。50代の男女でも、必要な栄養をしっかりとって、危険な食べ物を減らせば、5ミリほど背が高くなります。

かくいう私も、佐藤智春の健康指導で、164・2センチだった身長が164・9センチに伸びたのです。50代のおばちゃんでも、身長を聞かれれば「164センチです」と答えていたのが「165センチです」と答えられるのは、ちょっとうれしい。

クライアントたちが痩せて背が高くなり、姿勢がカッコよくなるので、そして、なぜか次々に出世するので、佐藤は別名「ヒーローメイカー」とも呼ばれているのです。

この本は、第1章を黒川伊保子が、第2章以降を佐藤智春が担当しています。「背を伸ばす」は、意外に簡単。コツさえつかみ、徹底さえすれば、ご家庭で簡単に進められる健康プロジェクトです。

しかも、人生においてそのチャンスは短く、正念場は、男子の場合、13歳から17歳の4年間（もちろん、それより早く始められたならばすばらしい）。面倒くさいだのなんだの、四の五の言っている暇はありません。

子育ての仕上げのこの期間、中高生男子の母たちは、どうかヒーローメイカーになってあげてください。

未来のヒーローたちと、そのお母さまたち、私たちについてきてくださいね。

人工知能研究者　黒川伊保子

追伸

思春期男子の背を伸ばすプログラムは、骨の新陳代謝を健やかにするプログラム。当然、更年期の女性の骨粗しょう症予防のプログラムといっしょです。閉経前3年＋閉経後3年の血液の栄養状態が、のちの人生の骨の若さを決めます。お友達より早くひざが湾曲し、お友達より早く杖(つえ)をつかないために、どうぞ、ご子息といっしょに、ヒーロー生活をお楽しみください。

第1章　背が高くなるために覚えておくべき4つのこと

第2章　身長が伸びるための体の仕組み

第3章　背を伸ばすためのヒーロー7大栄養素

第4章 身長を伸ばすのはどっち？ 理想の外食チョイス

第5章 いつ、何を食べる？ シチュエーション別、ヒーローレシピ

第1章

背が高くなるために覚えておくべき4つのこと

ここのところ、芸能界では長身男子が人気です。「国民の彼氏」と呼ばれる竹内涼真さんは185センチ。顔も当然すてきですが、ドラマで相手役の女優さんの肩を余裕で抱く、その男らしい姿にうっとりする女性も少なくないはずです。福士蒼汰さんは183センチ、鈴木亮平さんは186センチ。もちろん、小柄で魅力的な俳優さんもたくさんいらっしゃいますが、180センチ超えの長身は「男の武器」であることは、誰もが認めるところでしょう。

ちまたの男子でも、180センチ台はやはり憧れ。中高生男子に「好きな身長を選べるとしたら?」と尋ねると「180センチ以上」という答えがとても多いのです。

そんな背を望む男子が、もっと伸びる可能性があったのに、ちょっとした生活習慣のために、それが阻止されているとしたら、残念な気がします。

これからヒーローの道を行く若き男子たちに、背が伸びる可能性があるのならば、伸ばしてやりたいじゃありませんか。無言の勝負に勝つ、アドバンテージなのだから。

では、背を伸ばすために大切なことをお話ししましょう。

背を伸ばすにはタイムリミットがある

背が伸びるメカニズム

背が伸びるには、体に「背、伸びなさい」と命令するホルモンと、骨を伸ばすために必要な栄養素がそろっていることが不可欠です。ホルモンが出ていなければ背は伸びませんし、ホルモンが出ていても栄養素が足りなければ、骨はつくれません。

ホルモンを出すためには、上質の睡眠をとり、過度のストレスを脳神経回路に与えないことが大事。脳神経回路が受ける「過度のストレス」の筆頭は、パソコンやスマホの電子画面から受ける視覚刺激です。夜中にゲームやSNSに夢中になっているきみ、ぞっとしてください。

骨を伸ばすために必要な栄養素はのちに述べますが、過度にとってはいけない栄養素もあるのです。それは糖質。お菓子やパン、ポテトチップスなどのジャンクフード、炭酸飲料やジュースですね。

糖質のとりすぎは、背を伸ばすホルモンの働きを悪くします。ストレス解消に使われるビタミン群をその代謝に使ってしまうので、それも問題。

つまり、夜中にゲームやＳＮＳで遊んで夜更かしをし、日中も含め炭酸飲料やジュースを安易に口にする中高生は、背が伸び悩んであたりまえなのです。

あるとき、２組の双子男子が、別々に私たちのもとを訪れました。奇遇なことに、どちらも双子間で、７センチの身長差があったのです。〝7センチ低い〟くんに「きみは真夜中寝てないし、炭酸飲料をよく飲むよね？」と聞いたらどちらも絶句していました。まさに図星だったのでしょう。〝7センチ高い〟くんはどちらも、炭酸飲料を飲まず、23時には寝ていました。

ちなみに、別の双子男子のママにこの話をしたら、「あら、うちも7センチ違う。〝7センチ低い〟くんは、やっぱり寝なかったわ。お菓子好きだし」

二卵性ですから遺伝子のセットは多少違いますが、それでもほかの兄弟よりよく似た二人。しかも、同じ親から同じ日に生まれたのですから、どの兄弟よりずっと似ているはず。その二人が同じ環境で育ったにもかかわらず、７センチの身長差が生じているのです。それだけの力が、生活習慣にはあるのです。

夜中にゲーム&炭酸飲料のきみ、今より7センチ身長が高かったら、うれしくない？
というわけで、背を伸ばすのに必要な知見は、以下の4つです。

1．背を伸ばす栄養素がある
2．一方で、背が伸びるのを止める食べ物がある（甘いもの、炭酸飲料）
3．背を伸ばす生活習慣がある
4．一方で、背が伸びるのを止める生活習慣がある（夜中のゲームやSNS）

▲背を伸ばすための生活習慣

背を伸ばすために必要なのは、「背、伸びなさい」と命令する成長ホルモンと甲状腺ホルモンです。これらを順調に出すために欠かせないのが栄養と睡眠です。栄養に関しては2章以降にまかせますので、私は睡眠の話をしましょう。

脳の中にはホルモン・スイッチがある

私たちの脳は、昼と夜の繰り返しの中で進化してきました。

このため、光と闇のスイッチが脳の中にあるのです。

そのスイッチをうまく作動させないと、必要なホルモンが分泌されません。成長ホルモンは、「闇のスイッチ」で分泌が順調になります。夜は、まぶたを閉じて眠る。これが、高身長への第一歩となります。

ホルモンの中枢司令塔である、脳の下垂体や視床下部は、視神経の先端を取り囲むようにして格納されています。視神経に直結しているのです。

目(網膜)に光が当たれば、視神経は緊張し、目が暗さの中にあれば、視神経は緊張から緩和されます。この視神経の緊張と緊張緩和が、ホルモンの中枢司令塔に刺激を与えて、そのときにふさわしいホルモンの分泌へと切り替わるのです。

真夜中、闇のスイッチ

真夜中、目が光の刺激から解放されると、成長ホルモンへ分泌命令が出されます。

つまり、「真夜中、ちゃんと寝ること」。こんなあたりまえの生活習慣が、背を伸ばすための必要条件となります。「寝る子は育つ」は、科学的にも真実なのです。

そもそも、中学生は眠いはず。何時間だって眠れるし、寝ても寝てもまだ眠い。身長が伸びようとしているとき、脳は「まぶたを閉じて、闇のスイッチを入れてほしい」からです。

しかし、現代の生活では、自分を律して死守しないと、この条件がクリアできません。手元に「明るい光を発する画素で構成された画面がクルクル動く」、あまりにもおもしろい道具＝スマホがあるのですから。

闇のスイッチが最も入りやすいのは、真夜中てっぺんの4時間（22時〜2時）といわれています。受験生ともなれば22時に寝るというわけにはいかないでしょうけれど、22時を過ぎたら電子機器を見ることは最小限に自粛して、0時就寝を目ざしてほしい。せめて、塾のない日にはそうしてほしいと思います。

そして、「目ざせ180センチ！」強化週間には23時就寝を！（強化週間、たまにはつくってね）

男の人生をつくり出す、真夜中のホルモン

さて、「真夜中、闇のスイッチ」が作動し、分泌命令が出るのは、成長ホルモンだけではありません。

上質の眠りをつくり出すメラトニンも、「真夜中、闇のスイッチ」がいちばん効きます。メラトニンは、上質の眠りをつくり出すとともに、脳の進化を助けます。

実は、脳は、眠っている間に進化します。起きている間の経験（勉強した成果や、運動で体が覚えたこと）を脳に定着させ、センスを作り上げるのも、眠っている間なのです。起きている間に脳に叩き込んだことは、眠っている間に定着します。眠りの質が悪ければ、せっかく100回書いた英単語が、するりと脳から抜け落ちてしまう。眠りの質がよければ、ちらりと見た英単語を覚えておけるのに。

眠りの質は、脳の質。身長のみならず、頭のよさも、眠りがつくり出します。眠りをバカにしていると、たいへんなことになります。

22時以降は電子機器を凝視することを控えて、0時にはまぶたを閉じる。これに、人生がかかっていると思って。

また、夜のお風呂習慣（バスタブにつかる）も、メラトニンの分泌を促進することがわかっています。

体表面の温度を一気に40度以上に上げると、脳の内部や内臓の温度を必要以上に上げないために（脳や内臓は高温に弱いから）、深部体温が下がります。これがきっかけとなって、神経回路が興奮系から鎮静系へと切り替わります。眠りへと向かいやすくなるわけですね。

さらに、「真夜中、闇のスイッチ」は、生殖ホルモンにも関わっています。

生殖ホルモンは、「男らしさ」をつくり出し、将来のセックスの能力を上げてくれる大事なホルモンです。男子にとっては、身長と同じくらい大事なことですね。

真夜中、ゲームやSNSに興じて眠らないと損をすることばかり。それって、男の人生を賭けてすることかしら？　まぁ、たまにはいいけどね。

朝のホルモン、セロトニンも大事

朝日が網膜に当たると、セロトニンと呼ばれるホルモンの分泌が促進されます。朝日は、目にとって特別な光です。朝日は東からさしてきます。地球は東に向かって自転しているので、朝日には光のドップラー効果が加わります。救急車のサイレンは、向かってくるときには高く（ピーポー）、遠ざかっていくときには低く聞こえますね（へ〜ホ〜）。あれと同じ現象が光にも起こっているのです。朝日は緊張度が高く、脳を目覚めさせる大事なスイッチというわけ。

セロトニンは、脳内全体の信号を活性化し、さわやかな寝覚めをもたらすとともに、一日中、意欲を下支えし、脳の学習能力を高めます。生きる力の源となるホルモンなのです。

朝寝坊して、朝日を見逃すなんて、本当にもったいない。

また、セロトニンは、上質な眠りをつくり出すホルモン・メラトニンの材料にもなります。早起きすれば、夜、自然に眠くなる。「早寝、早起き」とよくいいますが、科学的には「早起き、早寝」でワンセットです。

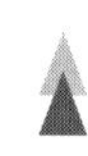

男の勝負は13歳から17歳

先に述べたように、「背、伸びなさい」と命令する成長ホルモンと甲状腺ホルモンがしっかり効いていてはじめて、背が伸びる可能性を手にします。

これらは胎児のときから成人になるまでふんだんに分泌されますが、特に大人体型の下で最大限に働くのが、男子は13歳から17歳くらいまで。１６０センチの身長を１８０センチにまで押し上げるのが、この時期なのです。このタイミングを逃してはいけません。

背を伸ばすために必要な生活習慣

前に記した２つのホルモンの分泌を促し、上手に背を伸ばすには、

1. 上質の眠り

2. 脳神経回路への過度のストレスを避ける

3. 適度な運動

の3つが不可欠になります。

運動は、物理的に骨端線を刺激し、骨の成長を加速させます。同時に基礎代謝が上がることで、甲状腺ホルモンと相乗作用を起こします。

上質の眠りのためには、0時（真夜中てっぺん）を寝て過ごすこと。脳神経回路への過度のストレスの筆頭は、日没後の、パソコンやスマホの電子画面の視覚刺激です。くよくよ悩むのも、背のために避けてください。

とはいえ、現代の中高生は、ストレスがゼロというわけにはいかないでしょう。受けてしまった脳神経系のストレスを解消するカギが、ビタミンB群です。肉に多く含まれるビタミンB群は、背を伸ばしたい男子の強い味方。と同時に、脳を活性化するので、勉強の強い味方でもあるのです。肉食は、男子の基本ですね。

ただし、せっかくとったビタミンB群も、炭酸飲料やジャンクフードの中の糖質が、その代謝に使うために奪ってしまいます。

肉・魚・卵・乳製品をしっかりとること。これは基本ですが、せっかくとった栄養素を捨てないために、糖質過多の間食を避けることも大事な知恵です。

当然、骨の材料になる栄養素も、しっかりとらなければなりません。

背を伸ばすためのヒーロー7箇条

背を伸ばし、気持ちをしっかりさせ、成績や運動能力も上げる、
ヒーローをつくるライフスタイルを教えてあげよう。
いい男になりたかったら、四の五の言わずに守ること！

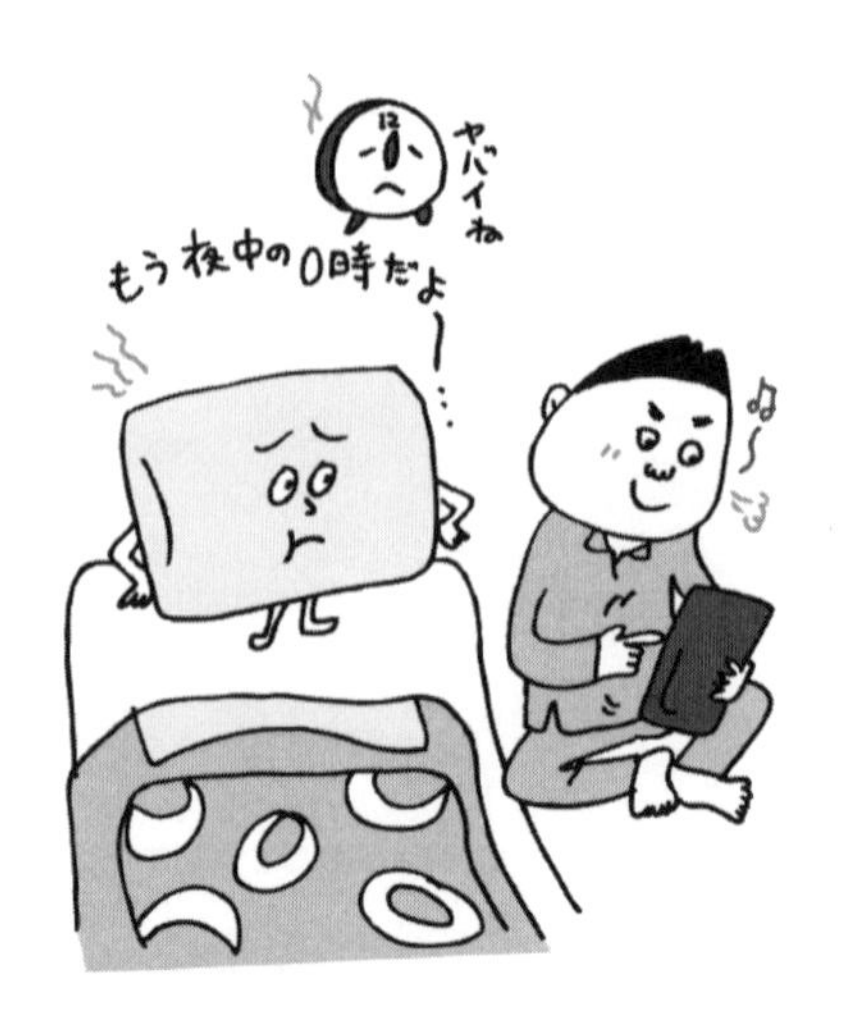

1

真夜中てっぺんを寝て過ごす
≪できれば23時就寝≫

夜中の22時〜2時は成長ホルモンの分泌が最盛になる時間帯。成長ホルモンは、骨に「伸びなさい」という命令を出す大事な物質。ただし、眠っていないと出てくれない。ちゃんと眠って、成長ホルモンをせっせと出そう。特に、0時を眠って過ごすかどうかは、差が大きい。

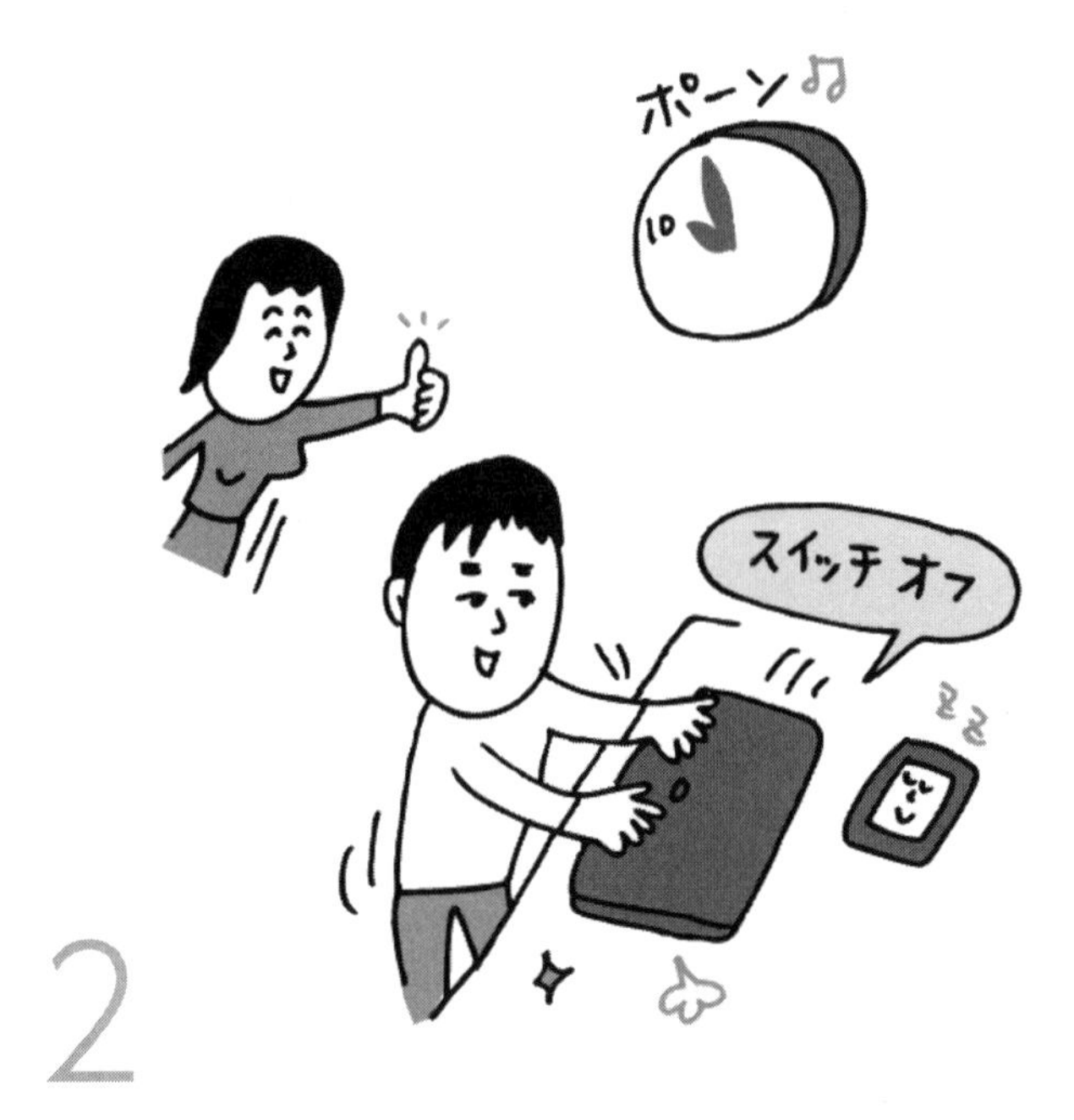

2

寝る1時間前から、パソコン・スマホは使わない≪遅くとも22時にスイッチオフ≫

電子画面を間近で見つめると、自然界にない光の刺激が脳を興奮させる。光を受け止める視床下部の後ろには、下垂体があり、ここがホルモンの中枢司令室。だから、不自然な光の刺激は、ホルモンバランスを悪くする。きみの身長のために、成長ホルモンを止めるわけにはいかないからね。

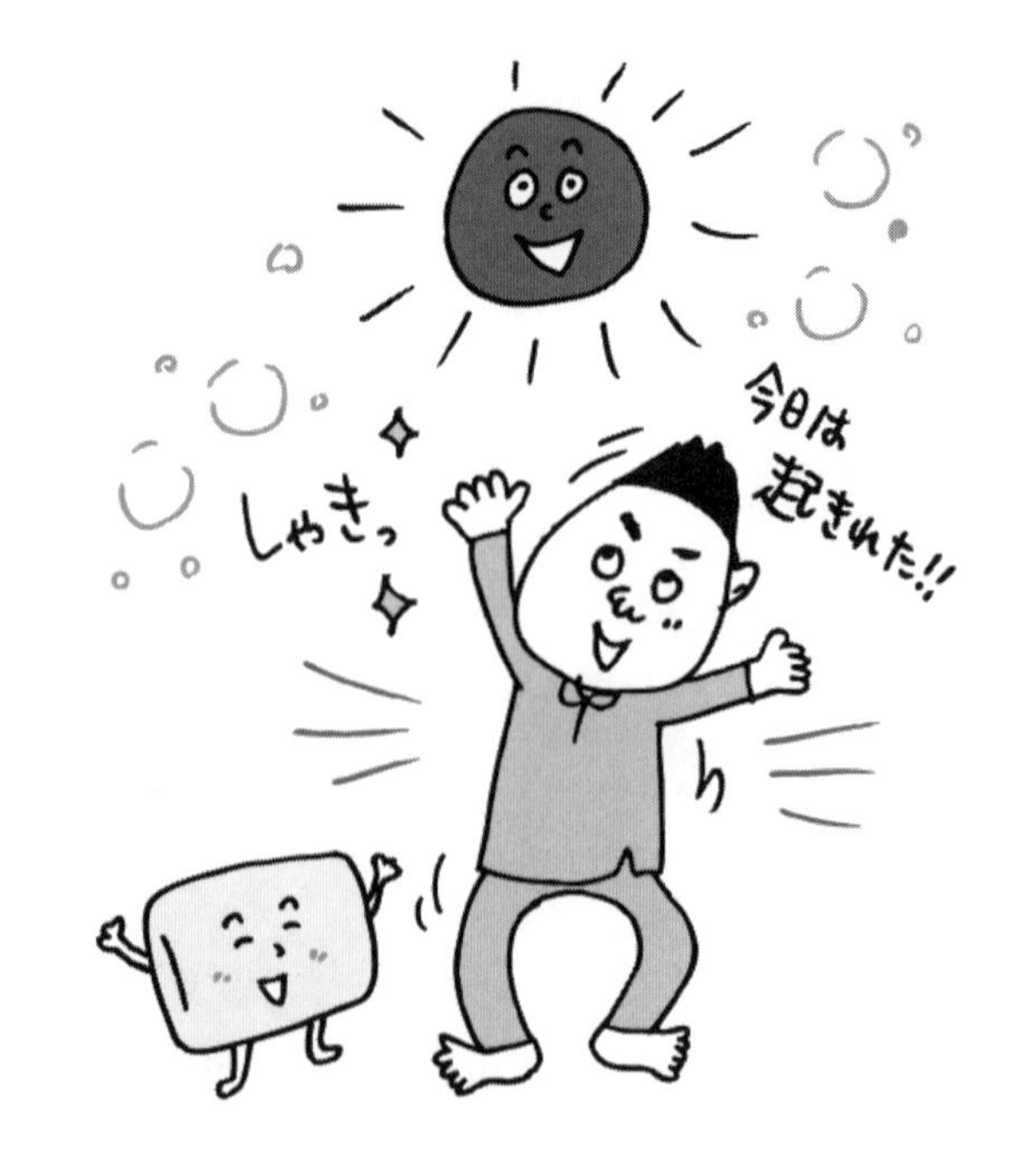

3

朝は、夜明けとともに起きる≪理想は5時台起床≫

朝日の刺激で、脳にはセロトニンというホルモンが分泌される。セロトニンは、一日中、やる気をキープしてくれるホルモン。脳の学習効果を上げるので、これが出ていると勉強時間も少なくてすむ。つまり、セロトニンが出ていれば、ストレスが少ないので、背を伸ばすために大事なカルシウムやビタミンが無駄遣いされない。ストレスは、背に必要な栄養素を横取りするのだ。

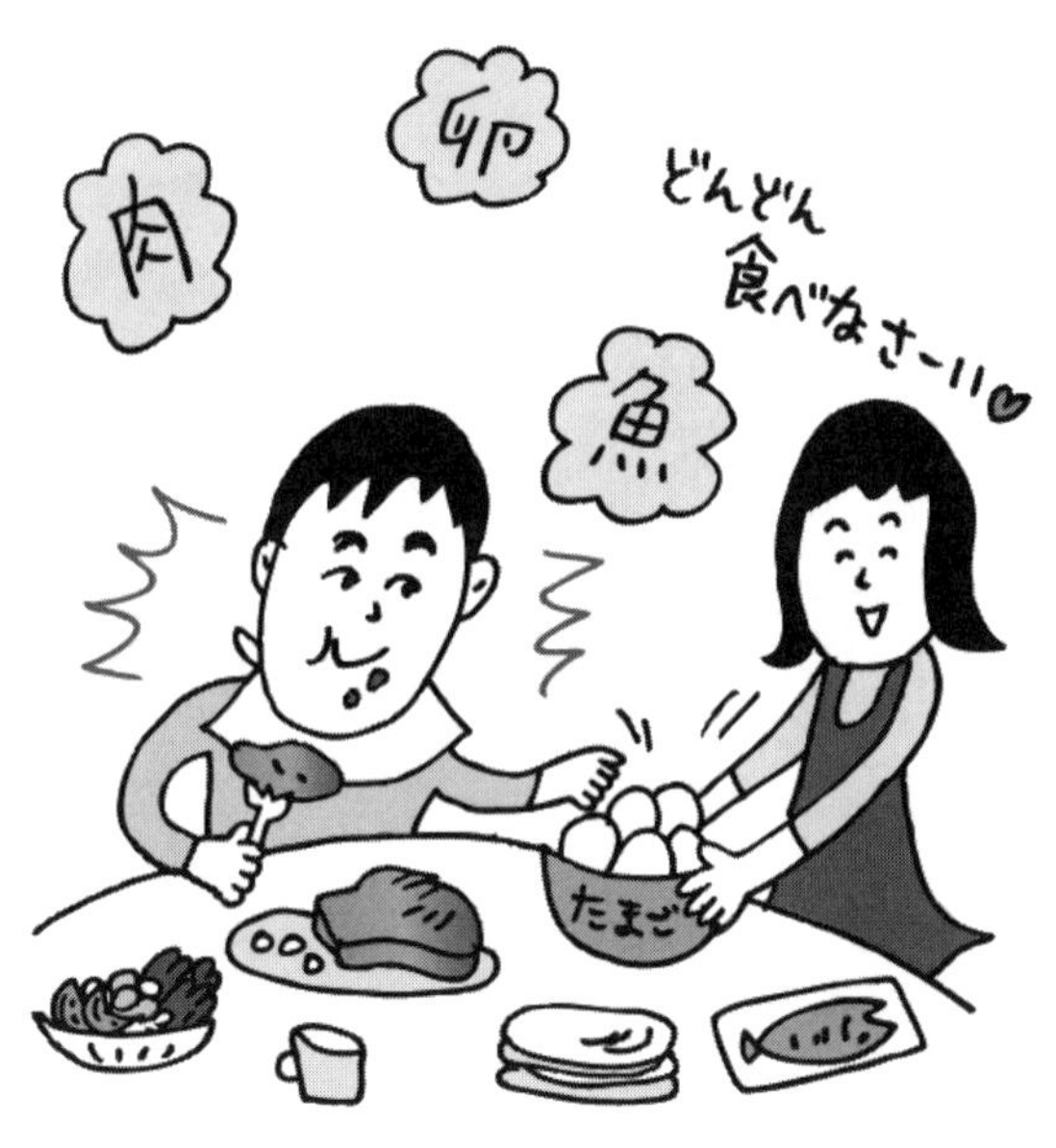

4

ヒーロー栄養素をとる
≪肉食は男子の基本、卵は完全栄養食≫

草食男子なんてもってのほか。がっつり動物性タンパク質をとりなさい。骨も筋肉も、あたりまえだけど、動物性タンパク質でできているんだから。詳しくは第２章以降を参照。

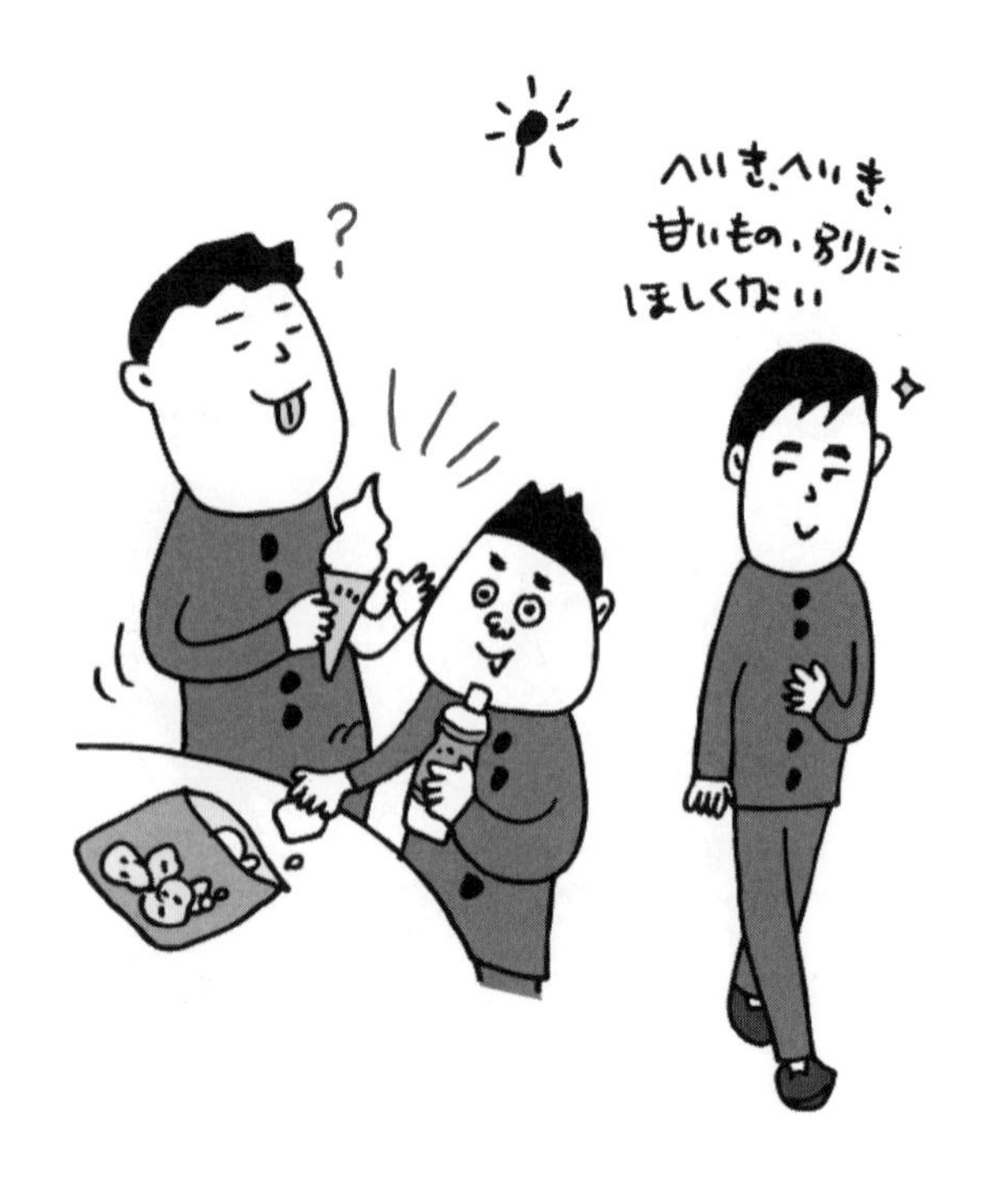

5

お菓子と炭酸飲料は安易に口にしない
≪甘いものは、背を奪う≫

甘いものは、ストレスと同様に、背に必要な栄養素を横取りしてしまう。絶対にダメとはいわないが、炭酸飲料は癖になるので、「毎日飲まずにはいられない」という〝中毒〟くんは、いったん苦しいほど我慢してやめる必要がある。

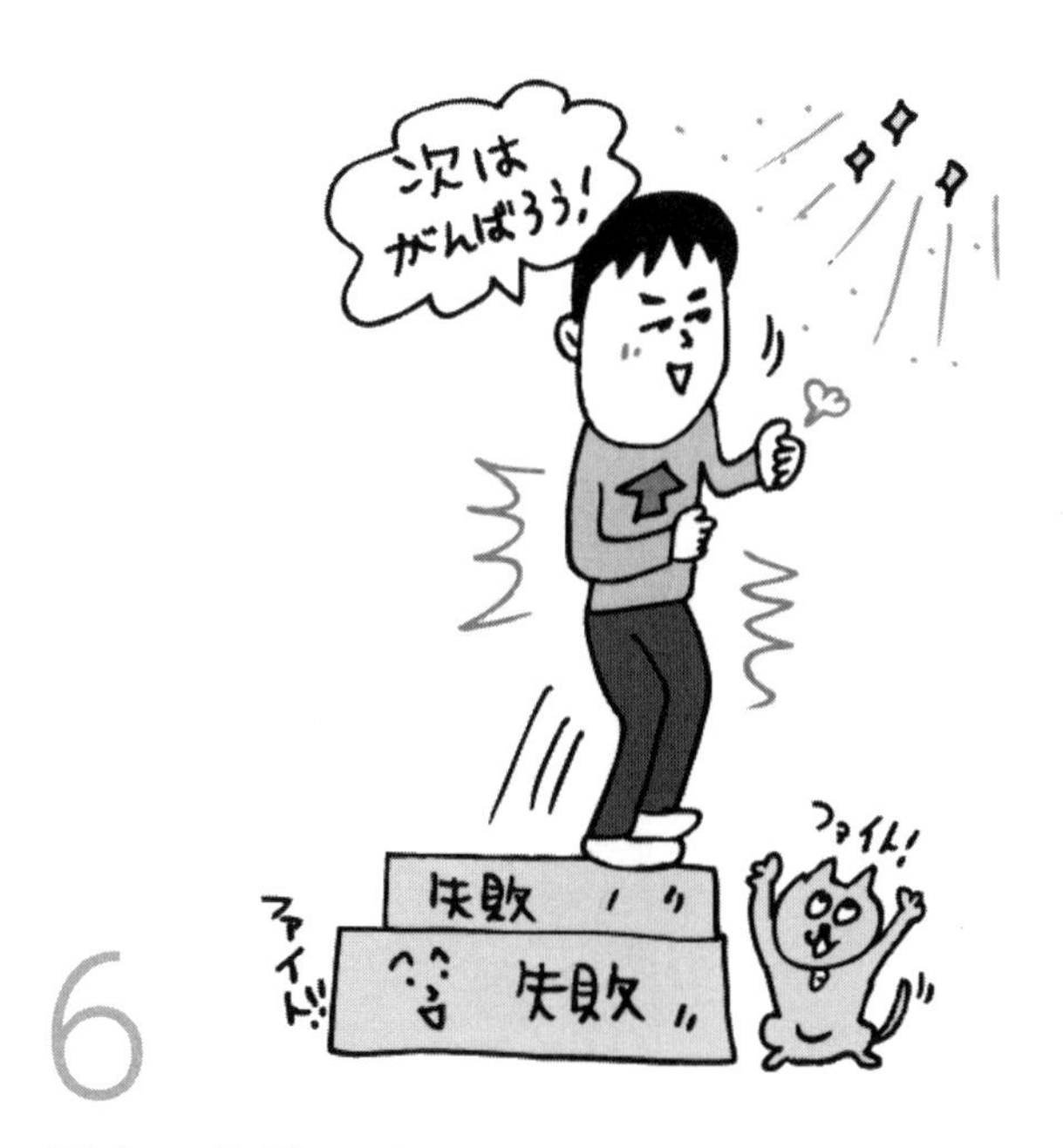

6

過去の失敗を思い返さない、未来の失敗を案じない≪ストレスは、背を奪う≫

ストレスは背に必要な栄養素を横取りしてしまう。さらに失敗を繰り返し思うと、脳の失敗回路に電気信号が行きやすくなり、かえって失敗しやすい脳に変わるよ。過去の失敗は潔く認めて、しっかり反省したあとは、くよくよと思い返さないこと。ましてや、まだ起こってもいない未来の失敗を、あれこれ案じてもやもやするのは、ばかばかしい。失敗は、脳を進化させるための大事なエクササイズ。あって当然だし、なきゃすてきな大人になれない。失敗にタフになろう。

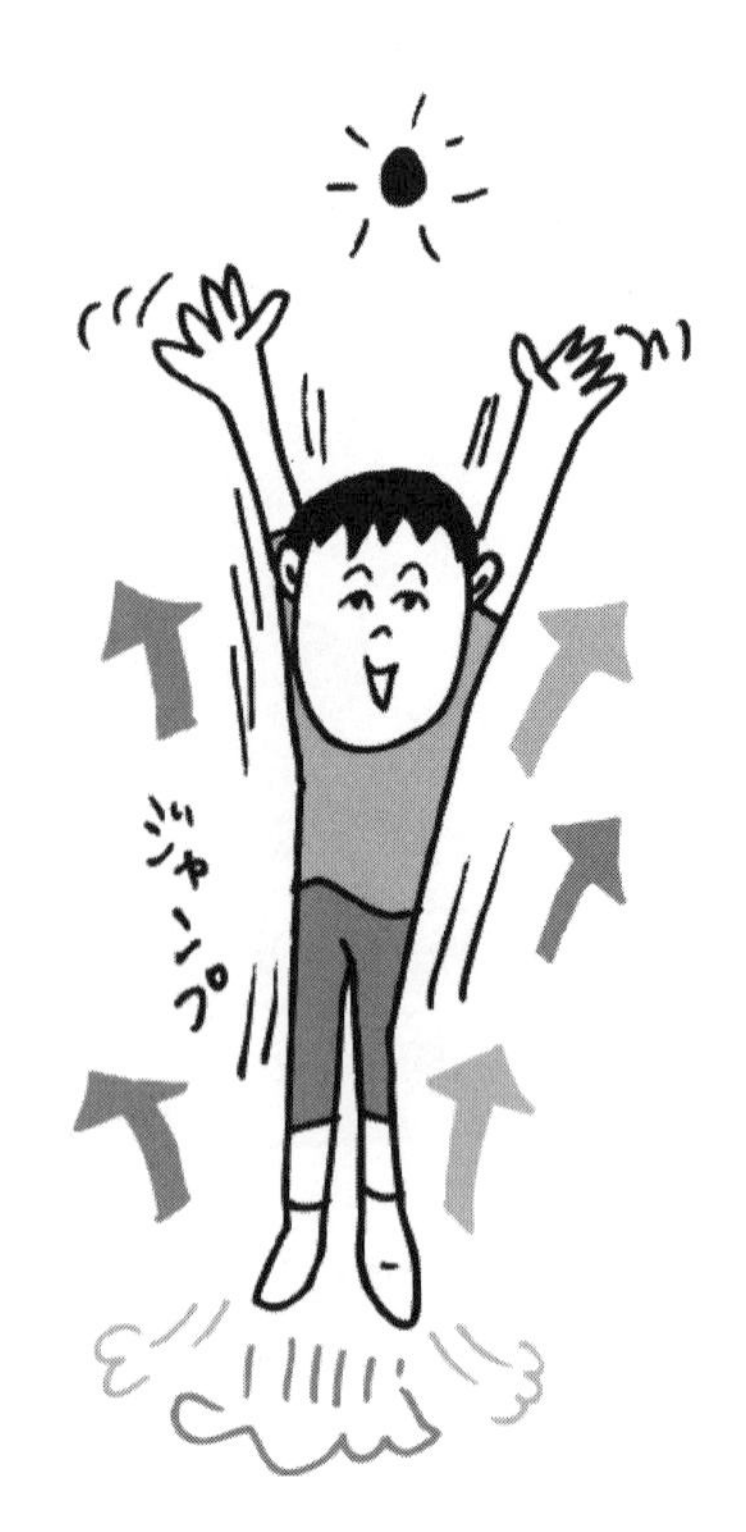

7

適度な運動をする

　適度な運動をすると、骨が刺激されて、伸びるきっかけに。運動しない子より、運動する子のほうが背が伸びる。ただし、骨への刺激が激しすぎたり、小さいうちから筋肉をつけすぎたりすると逆効果になる。背を伸ばしたかったら、腹筋などの筋トレなどで、体の外側にかたい筋肉をつけすぎないこと。インナーマッスルをのびやかに動かすスポーツがおすすめ。

●「背を伸ばす」くん（サッカー部所属）の理想的な一日

5:30	起床、水とエッグミルクセーキを口にする ※前日 19 時の夕食から空腹の時間が長いので、寝起きに水分と少しのタンパク質補給が理想的。
5:45～6:00	背伸び 100 回で、骨を刺激
6:00～7:00	朝学習
7:00～7:15	朝ごはん（卵と納豆かけごはん、ヨーグルト）
12:30	手作り弁当（豚肉のガーリックグリル、卵焼き）
15:00	牛乳やゆで卵、チーズ、枝豆で栄養補給
16:00～18:00	部活や塾
19:00	夕ごはん（レバにら炒め、さんまの塩焼き、雑穀米、あさりのみそ汁）
20:00～20:30	好きな音楽を聞きながら、ストレッチ
20:30	入浴（眠る１～２時間前に入浴を終わらせる）、牛乳 ※食後の血糖値が上がるときにお風呂、そのあとに牛乳を飲み、好きな音楽を聞いて、体ゆるゆるストレッチをするのがベスト。
21:00	スマホ電源 OFF
21:00～22:30	夜学習
22:30	就寝

エッグミルクセーキの作り方
キウイフルーツとバナナ各適量、牛乳コップ１杯（200ml）、卵１個をミキサーで撹拌する。キウイフルーツは、いちご、みかんなどの血糖値が上がりにくいフルーツであればかえてもOK。

個人差がありますが、７時間眠るのが理想的です。

●「背が伸びない」くんの超ダメな一日

7:40	起床（寝起きが悪い）
7:50	朝食はとらない。または菓子パンとジュース
11:00ごろ	眠気に襲われる
12:30	学食でラーメンやおにぎり、から揚げ
14:30ごろ	眠気に襲われる
16:00	学校帰りにハンバーガーショップやドーナツショップでたむろ
18:30	お菓子やカップラーメンで塾前の間食
19:30	1ℓのジュースと菓子パンを片手に塾入り
21:00	夕ごはん（カレー。面倒だからサラダは食べない）
21:00～23:00	炭酸飲料を飲み、スナック菓子を食べながら、テレビやゲーム、パソコンで息抜き
23:00	親に言われて、ぐずぐず入浴
23:30～1:00	夜学習……のつもりだが、だるくてダラダラ。片手にスマホ、片手にチョコレートやクッキーで、気がつけばSNSに没頭
1:30	就寝

第2章

身長が伸びるための体の仕組み

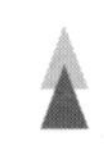

骨が伸びるメカニズムとホルモン

身長はどのようにして伸びるのか？　身長が高くなりたいきみたちは、骨がどうやって伸びるのか、なぜ伸びるのかを理解しておくことが大切です。人体に備わっているメカニズムの不思議は、今、この瞬間もきみたちの体で起こっていますよ。

骨の伸びしろを増やすホルモン〝ゾマトメジンC〟にはタンパク質

身長が伸びるということは、骨が伸びるということ。骨と骨の間には軟骨が存在していて、骨同士をつなぎ合わせる役目をしています。この軟骨部分が身長を伸ばす場所で、骨端線といいます。骨が伸びるときには、このやわらかい軟骨部分が成長するので、身長が伸びるのです。（図1）。

そして、身長が伸びる時期には、かなりの速度で骨は増殖を繰り返していますが、その増殖はただ増えているのではなく、古い骨を壊し、新しい骨につくりかえる、破壊と再生が繰り返し行われているのです。このときに成長痛が起こったり、ひざが痛くなったりすることは骨が伸びているサインです。まさに成長期には、すごい勢いで骨の新陳代謝がなされると想像できますね。

この軟骨である骨端線が伸びるのは、この時期に肝臓でつくられるホルモン、「ソマトメジンC（ＩＧＦ－Ｉ）」が作用しているからなのです。骨端線が残っている時期は、だいたい17、18歳までとされていて、成長期にレントゲンを撮ると骨と骨の間は隙間だらけ。その隙間が骨の伸びしろです。

骨端線は成長線ともいわれ、大人になるとこの隙間がなくなり、かたくなってしまいます。そうすると、身長は伸びなくなってしまうのですね。この時期に、この軟骨の材料であるタンパク質をたくさんとることが大事になります。

（図1）

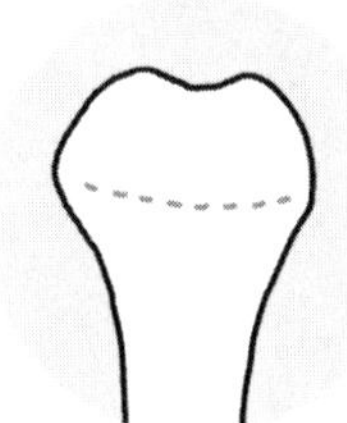

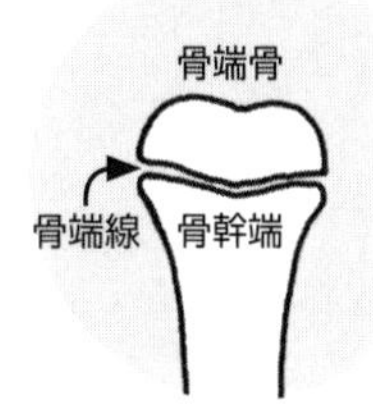

骨が伸びるタイミングは睡眠中、良質な睡眠に必要なメラトニン

メラトニンは日中に、朝日を浴びてできるセロトニンからつくられますが、これをつくるためには、たくさんの栄養素が関わっています。

肉、魚、卵などのタンパク質は、胃酸やカルシウム、ビタミンCが加わってアミノ酸に変わり、そこに鉄や葉酸、ナイアシン、そしてビタミンB_6がないとセロトニンができません。そのセロトニンが夜になるとメラトニンに変わるのですが、この最終段階で必要になる栄養素がマグネシウムです。かなり総合的な栄養が必要になることがわかりますね。おまけに、セロトニンは90~95%が腸でつくられることがわかってきたのですから、腸の健康も大事です。これを、腸脳力といったりします。

まあ、この段階ではあまり難しく考えず、「よい眠りには栄養素がたくさん必要なんだなぁ~、腸の健康も大切なんだ」ということだけ覚えておきましょう。

骨端線がある時期には、「よく食べてよく寝る子ほど背は伸びる」ことは確かなのです。伸びる時期には食事と生活習慣の基本的なパターンを決めるとよいかもしれません。こちらは、第5章に詳しく書いていきますね。

寝返りして、骨の伸びしろに軽い刺激を

食生活以外で大事なのは、睡眠環境を整えることです。明かりを落として、ベージュ、アイボリーなどの落ち着いた色の寝具でゆっくり眠りましょう。赤などのはっきりした色の寝具だと神経を興奮させるので、リラックスできません。神経過敏にもなり、寝つきが悪くなります。

湿度は50％をキープするとよいでしょう。特に冬は粘膜が乾燥するため、風邪や感染症の予防にもなり、元気に起きることができます。

枕は、沈みすぎず高すぎないものを選びましょう。寝ているときには寝返りをたくさんします。それによって、寝ている間に自発的な整体をしているのです。そのときに関節がゆるみ、骨端線に刺激を与え、寝ながらにして骨の伸びしろに軽い刺激を与えられます。

反対に低反発の枕だと頭が沈んでしまい、寝返りが思うようにできないので、朝、目覚めた瞬間からだるかったり、肩がこったりします。こんなときの工夫は、バスタオルを何枚か折って重ね、頭の高さを調整して即席枕を試すとよいでしょう。

成長期に大切な成長ホルモンは、空腹のときに分泌される

脳の下垂体から分泌される成長ホルモンは、大腿部や腕の骨に作用して長くさせます。筋肉を成長させ、脂肪を分解してエネルギーを生み出します。そして、骨を支える筋肉も増量してくれます。13〜17歳をピークに体内でつくられ、運動とともに大切です。

そして、とても大事なことは、あまり知られていないのですが、成長ホルモンは空腹時に分泌されるということ。寝る前の3時間は、食べ物や甘い飲み物を口にしてはいけません。というわけで、この本では夜食の提案はいたしません。

胃の中に食べ物があると臓器が休まらず、よい睡眠にはなりません。特に、お菓子などを食べて寝ると、血糖値が上がりっぱなしで、成長ホルモンが分泌されません。おまけに朝起きるときには、血糖値が下がりすぎて、だるい、眠い、起きられないと三重に苦しむのです。心当たりがあれば、明日から気をつけましょう。

もうひとつ大事なことがあります。人がストレスを感じたときに出るコルチゾールは、成長ホルモンの分泌を邪魔するのですが、そのストレスを糖質で解決しようと甘いものに手が出たらアウトです。その習慣で肥満になり、成長ホルモンの分泌が減る

ことにつながります。その結果、脂肪が性ホルモンに変わり、思春期が早まり、大人の体へまっしぐら。残念ながら身長の伸びは止まっていきます。

また、親や周囲の人が成長速度を気にしすぎたり勉強などを強制したりすることで、子どもたちがストレスを感じると悪いスパイラルにはまります。神経質にならずに、そっと見守りましょう。

全身の新陳代謝を活発にする甲状腺ホルモンは、ストレスに弱い

のどぼとけの下にある、甲状腺から分泌される甲状腺ホルモンは、全身の新陳代謝を活発にし、成長を促してくれます。甲状腺ホルモンのコントロールは非常に繊細で、ストレスを受けると狂ったりします。過剰になるとバセドー病になり、たくさん寝ても疲れたり痩せていったり、コレステロール値が低くなったり。脳の神経伝達物質としてもうまくコントロールできなくなる原因のひとつになります。

また、甲状腺ホルモンが低下すると、身長が伸び悩み、ただただ、重だる〜くなって、太りやすくなり、まるで怠け者のように思われるうえに、新陳代謝が止まり、成長率が低下する、そうなると大変です。

このような状態にならないようにするには、ストレスを過度にかけないこと。一日の中でゆっくりリラックスし、笑いや会話のある時間を家族で考え、共有することが大切です。寝ないで勉強したり、遅い塾通いで食事のリズムが悪くなったりすることは、精神的にもストレスになります。大事な時期にタイムスケジュールを朝方にすることが、ホルモンの分泌を促し、身長を伸ばすメカニズムから見ても大切になってきます。

それから、生活習慣で気をつけてほしいのは、毎日、うがい薬を大量に使ってはいけないことです。うがい薬の成分にはヨードが多く含まれ、甲状腺に障害が出ることがあります。

うがいをするときには、ぬるめの緑茶にお塩をひとつまみ入れて行うようにアドバイスをしています。緑茶のカテキンは抗菌作用があるといわれているので、おすすめです。たとえば、おすしとともに緑茶を飲むのも、抗菌作用があるから生ものにあたらないように、と考えられますね。昔からの食文化の知恵も参考にしてみると、おもしろいですよ。

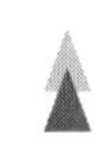

身長が伸びているとき、伸び悩んでいるとき、食べたものによって血液データに違いが出る

私のところへ相談に来る子どもたちの悩みに多いのが、「僕、まだ背が伸びますか？」というシンプルかつ真剣な相談です。特に15歳になるころからは……、親が考えているよりも深刻かもしれません。

身長が伸びる時期には個人差がありますが、タイムリミットがあります。

今、身長が伸びているのか？　または、間もなく止まってしまうのか？　そのタイミングは血液のデータから読みとることができます。

特に、ＡＬＰという数値（血中の骨型ＡＬＰ３濃度）を調べるとはっきりわかります。骨が成長し続けている間、この数値は基準値１１３Ｕ／Ｌをはるかに超え、３５０以上になります。相談者の子どもが３５０以上であれば、「今はどこまでも伸びそうね」と答え、今、骨がとても強く成長し続けていることを伝えます。

しかし成長期には、みんな同じようにＡＬＰの数値は高くなっているのに、思った

＊ 2021 年 4 月から ALP の測定法と基準値が変わり、新基準に改めて記載しています。

より伸びない子どもと予想以上に伸びる子どもと、個人差が大きいことも少なくないのです。もちろん、遺伝という理由もありますが、兄弟がみんな同じくらいの身長ではないし、双子や三つ子をもつ親御さんからも相談を受けましたが、同じような身長ではありません。

そこで、必ず聞くのが、食べているものや食事のパターンです。そうすると、家族の中でも差が出ている理由が見つけられます。家族でも好き嫌いや食べているものが違うからです。

身長が伸び悩む子どもは砂糖たっぷりの炭酸飲料が好き

私が実際に相談を受けた、双子のケースを紹介します。彼らは同じ誕生日ですから、命のスタートはいっしょですね。同じものを食べているとすれば、あまり差がないと考えるのが一般的ですが、相談を受けた当時、中学生の彼らには7センチの身長差がありました。

そこで、食べているものを厳しくチェックしてみるとどうでしょう、双子のひとりは砂糖たっぷりの炭酸飲料を好み、もうひとりはお茶や水を好みました。

身長が伸び悩むひとつの原因として、肥満もあります。ぽっちゃりした子どもが、そのまま縦に伸びると思って油断していると、脂肪細胞が先に性ホルモンをつくり始め、思うように伸びなくなるケースです。その結果、体重や体型にも差が出てくるのです。

血液データからわかる大きな違いは、先ほど書いたALPの数値です。背が高い双子のひとりは245以上をキープし、今後の骨の成長を予感させましたが、背が伸び悩んでいるもうひとりは175のレベルに下がっていました。

105を下回ると成長が止まるサインと予想を立て、身長の伸びが止まる前に何ができるか？　今できることは何か？　いっしょに考えます。そこで、血液の栄養状態を見ます。血液は食べたものが吸収された結果の栄養状態を教えてくれます。タンパク質や鉄、ビタミンB群の不足など……その結果、個人個人での食事指導を具体的に行うことができます。

ホルモンも骨も、人体すべての材料は食べたものからできている

身長を伸ばしたい子どもたちには、身長や体重から、成長期に必要なすべての土台

となるタンパク質を計算し、骨の成長に欠かせない栄養素の摂取を指導します。伸びる時期や期間には個人差もあります。そのほかに、成長期には体格である器、器に比例した血液量なども増えるため、身長が高くなるだけではダメなのです。「よりよく伸びる」ためには、を考えること。身長が決定されるにはある程度の時間がかかるため、結果がすぐに出ることはないのですが、17、18歳までは伸びる時期。

ホルモンも人体の材料もきみたちが食べたものからできていることをしっかり自覚しましょう。この期間でいちばん大事なことは、好きなものを先に食べるより、「今、自分にとって何が必要か？」を考えて食べることです。

もし、この本を読んでくれているきみが、身長が伸びずに悩んでいるとしたら、今までの食事の好き嫌いをどう変えていけるかを、よく考えてみてください。

カギになる食事の栄養素については、第3章で詳しくお話ししますね。

食べ物があふれているからこそ、選ぶのです。はっきりいえることは、「今、正しい食事ができているか？　成長期に何を選んで食べるか？　そして、いつ食べるか？」なのです。

第3章

背を伸ばすための
ヒーロー7大栄養素

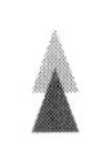

栄養学に入る前に

１９９５年、体調をくずしていろいろな健康法を試す中で、血液検査を通して自分の健康を自分で学ぶことができると知りました。それが、分子整合栄養学との出会いです。それ以来、分子整合栄養医学協会認定・分子整合栄養アドバイザーとして、ドクターとともに多くの相談に立ち会ってきました。栄養が体をつくることは多くの人が知っていますが、食べても吸収されなければ血液にはならないこと、吸収と代謝が人体をつくることは知りません。血液から栄養状態を知ることで、病気だけでなく、食生活の大切さも教えられました。もちろん、病気の場合はドクターが治療をしますが、栄養状態は、一人一人がお母さんや家族とともに考えなければなりません。それも、毎日です。

体を車にたとえてみましょう。車が走らないとしたら、理由は２つあります。１つは故障した場合。エンジンや部品が壊れたら工場で修理するように、人間も病気と診断されたら病院で治療しますね。もう1つは、ガソリンがない場合。栄養は人間のガソリンです。体に栄養素が入らなければ、元気に活動することができないし、細胞分裂が盛んな成長期には、大人よりも栄養素の質と量が大切なのです。

分子整合栄養医学とは、ノーベル賞を二度受賞したライナス・ポーリング博士が提唱した学問で、私は、その弟子である金子雅俊先生に師事し続けています。ライナス・ポーリング博士は、ほとんどの病気は栄養欠損によるもの、体にとって自然な栄養素を適量摂取することで、治療や予防の役に立つという栄養学を確立しました。

血液データを栄養の観点から、ドクターコメントに基づき、個体差で指導していることは、身長だけでなく、日常生活の体調管理や不登校の改善、受験時の体力管理や能力アップなどにもつながっています。ストレスの多い、現代の学生に栄養学を提案することで、体調管理もサポートできるのです。

今回のテーマは身長ですが、身長が伸びるサインも血液データでわかります。ALP(アルカリフォスファターゼ)という数値が、骨の新陳代謝が早い成長期のピークに、大人の4~6倍まで高くなるといわれています(基準値38~113U/L・血液検査機関による)。

それから、両親が小さいから自分も伸びないのでは?と思わないことです。私の母は150センチもなく、父も160センチに満たない身長でしたが、私は163センチと当時では大きいくらいでしたし、弟は178センチと抜きん出ていました。小学生のときはホルモンの影響で、女子は早く伸びるけれど、男子は中学に入ってからが本番です。私より小さかった弟は中学に入ってから、みるみる私を抜いていきました。姉弟で、甘いものはあまり食べず、食事は卵や納豆、肉、大量の魚、ごはんにみそ汁と典型的な家庭料理でした。今となれば、インスタント食品やスイーツがないことで、身長がしっかり伸びてくれたと考えると、遺伝より食事が重要と言いきれます。

成長しているときに何を食べたか? どんな食事で細胞が分裂するか? それらで健康や骨の質も決まります。コンビニやスーパーで簡単に買うことができるからこそ、選んで食べる。身長を伸ばすための食習慣を楽しみながら実践してください。

同じ条件なのに、成長期に何を食べるか？　栄養素のとり方で、必ず差が出ます。

- **身長を伸ばすにはタイムリミットがある**
- **「身長を伸ばしたい」という目的で食事をすること**
- **いつ、どんなものを食べるか、タイミングを身につけて**
- **何を食べるか、優先順位を考えて**
- **食べ物があふれているから、何を食べないかを決める**

それでは、成長期の骨をしなやかに美しく伸ばすための栄養学を始めましょう。

予防栄養コンサルタント　佐藤智春

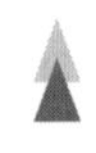

骨を伸ばす期間をいかに長くするか？

きみたちが中学生になって、身長が思ったより伸びなかったら、悩み始めると思います。この時期は、女子のほうが成長が早く、小学校の卒業時点で頭一つ違います。それを親子であせらないで！ 親に、「朝食をちゃんと食べなさい、しっかり食べなさい」と言われても、何を食べてよいのか？ わからないから好きなものを食べる。時間がないことを理由にしたり、言われたことに反発したり、きみ自身の悩みの理由も気づかない……そんな思春期の入り口には悩みが尽きないけれど、今しかできないことを知り、身長にコンプレックスをもたない大人になるために、背を伸ばすために、どんな食事が大切なのか？ いつ、何を食べるのがよいのか？ しっかり考えていきましょう。

身長はいつか止まります。それも、間もなく。

今からは、具体的に身長を伸ばすための重要な栄養のお話をします。

1. 毎日の質と量が大事なタンパク質

なんといっても、骨の材料は卵・肉・魚のタンパク質

身長を伸ばすうえで大事なのが、成長ホルモンの分泌です。その合成に必要なものに、アルギニン、リシン、グリシンなどがあります。それらを多く含む栄養素がタンパク質です。昔から寝る子は育つといいますが、特に睡眠の質を高めるのがグリシンです。しかし、身長を伸ばすためにタンパク質がどのくらい必要か？ということは、お母さんも知らない、わからないと考えると、自分の身長は自分で伸ばすことを学ばなければなりません。

身長を「伸ばす原則」はシンプルです。身長が伸びるということは、骨が伸びるということ。

体が大きくなる分、血液や細胞も増えるため、いろいろな栄養素が関わります。たとえば、身長が伸びない子の悩みに気づいたお母さんの質問でいちばん多いのが、「息子が背を伸ばしたいと、牛乳を毎日たくさん飲んで、カルシウムをとっているのですが……」という言葉です。そこで「カルシウムだけでは、背は伸びませんよ」と私が瞬時に答えると、ハトが豆鉄砲を食らったかのように「え〜⁇」と、ほとんどのお母さんはショックを受けます。

確かに、カルシウムは身長が伸びるためのヒーロー栄養素のひとつではあるのですが、骨の成分にとっていちばん大事な栄養素は、タンパク質なのです。

骨に限らず、筋肉・血液・ホルモン・酵素・歯・皮膚・髪の毛に至るまで、タンパク質は人体をつくっているすべての土台となる栄養素。

タンパク質の化学名はプロテインといいますが、この名前の由来がキリシャ語のプロテイオス。「第一のもの・いちばん大切なもの」という意味なのです。プロテインというと筋肉ムキムキをイメージさせますが、実は、人体を構成し、骨が成長する毎日の新陳代謝には欠かせない、第一に必要な材料です。そしてタンパク質は食いだめができないため、毎日欠かさずとることが必要なのです。

ここで、きみたちの人体の構成を理解しておきましょう。人体の成分はおおよそ、60％が水分、20％がタンパク質、20％が脂質。水を抜くと、43％がタンパク質、残りの45％はミネラルとビタミン、糖質は１％未満です。

イメージするならば、水分がなくなった人体がミイラの状態だとすれば、このバランスになるわけですから、毎日必要な栄養素の優先順位がわかりますね。

でも、今の食生活を見ると、毎日食べているものといえば、70％が糖質（炭水化物）。タンパク質や脂質は20％以下です。ビタミン、ミネラルは一日の必要量には満たないという、残念な報告があります。成長期のみならず、日本人の食生活を見ると、大人もタンパク質が不足しているので、積極的に食べることをおすすめしています。

そして、大切なのは、「成長期は大人よりもたくさんのタンパク質をとらなければならない時期だ」ということです。

健康な人には、体重１kg当たり１gのタンパク質を毎日とることをおすすめしていますが、きみたちは、体重にかかわらず一日60～65gのタンパク質の摂取が必要と提案されています（厚生労働省『日本人の食事摂取基準』２０２０年版）。

私は、大人の1.5～２倍である体重１kgに対して1.5～２gのタンパク質の摂取をこの時期には提案しています。

そして、見逃してはいけないのは、骨が成長をして身長が伸びるとき。体が全体的に大きくなります。それにともない、表面の皮膚も大きく伸びなければなりません。手足の筋肉や臓器も同様です。

最も大事なのは、命に欠かせない血液の量も、大きな体格になった分だけ増量されないといけないということです。このときに、血液の量が体格に追いつけなくなると背が伸びることをあきらめます。なぜなら、人体に酸素を送る血液が不足すると〝貧血〟という状態が起こり、命を優先にするから。わかりますね?

血液の量も臓器の大きさも成長が止まるまでは、大人よりタンパク質が必要なことを理解して、とにかく賢く食べることを実践しましょう。

それから、成長の度合いによってタンパク質の摂取量が不足すると、体にサインとしてあらわれます。

たとえば、骨が伸びていくときの成長痛。

また、体格が大きくなるにつれて、最大の臓器である皮膚の材料が不足し、湿疹やアトピーのような症状が出たり。そんなときは、骨が伸びるための皮膚の材料が足りていないかもと考えてみてはどうでしょう。

ほかには、爪の周りにささくれができたり爪が弱かったり、風邪をひきやすかったりするのもタンパク質不足のサイン。

さらには、フラフラして朝礼で倒れたり、少しの運動で心臓がバクバクしたり……。この状態もタンパク質が不足することによって血液の材料が足りない状態、先ほどの貧血症状のサインかもと考えると、身長どころではなく、体が弱い健康状態なのです。

とすると、成長のための材料を生かして、さらに、元気のレベルを上げるためにもタンパク質は重要な役割をしているのです。それから、部活やスポーツで汗を多くかくきみは、もっとタンパク質が必要だということも忘れないでね。

特に、今、背が伸びる時期に骨の伸びしろ（骨端線・軟骨）の材料としてタンパク質がいちばんのカギ。身長が伸びるときは、骨とともに人体を完成させるときであることを、しっかり理解してくださいね。少なくとも、成長期にたくさんのタンパク質が必要。なので、それを優先してとることです。

日本男子の平均身長が１７０・６センチ（２０１８年・厚生労働省「国民生活基礎調査」）、世界から見ると30～35位です。世界水準になるために、きみたちが必要な１日のエネルギー量やタンパク質について考えていきましょう

毎日欠かさずに食べてほしい、一日に卵は3個

毎日、習慣として食べてほしい卵は、優秀なスーパーフーズ。きみたちにいうならば、ヒーローフーズです。

もともと、私もきみたちも最初はひとつの卵から、成長して生まれてきたように、卵もひよこになるために誕生しました。卵には、人体に欠かせない栄養素がたくさん含まれています。

まず、人体は20種類のアミノ酸で構成されていて、食べて摂取しなければならないアミノ酸が9種類あるのです。卵には人体と同じ20種類のアミノ酸が含まれていて、なかでも人体でつくることができない、9種類の必須アミノ酸がバランスよく含まれています。

不思議なことに、栄養素の中でタンパク質だけが栄養価を示す点数がつけられていて、タンパク質をどれだけ多く含んでいるかを示すプロテインスコアや、アミノ酸がどれだけバランスよく含まれているかを示すアミノ酸スコアの評価があります。この点数が2つとも100点の食材が卵だけなのです。だから、毎日、卵は欠かさずに食べてほしいのです。

しかし、お母さんやおばあちゃんから、「卵はコレステロールが多いから、食べすぎてはいけません」と言われたことはありませんか？

きみたちが生まれたころ、卵は大変な誤解を受けていたのです。日本中、いや世界中で、「卵はコレステロールが多いから、病気の原因になる」と言われてきました。間違った健康情報で、卵の好きな人たちが気にしながら食べている時期がしばらく続いていたのです。

でも大丈夫。今では、これまでの卵の情報が間違っていたことがわかってきましたから。むしろ、アミノ酸もコレステロールも、成長期にとてもたくさん必要な栄養素なのです。

卵にはアミノ酸のほか、ビタミン、ミネラル、優秀な脂質が含まれています。なんとビタミンC以外のほとんどの栄養素が含まれているので、こんなにすばらしい食材である卵を食べないのはもったいない。

特にコレステロールは、成長期にはとてもたくさん必要です。細胞膜の材料や神経伝達物質の材料、ホルモンの材料にもなるのですから。コレステロール値が低い子どもは、うつっぽくなったり、引きこもったりしやすく、実際に、不登校の子どものコレステロール値を調べてみると低かったのです。子どもの将来にも関わってくるのがコレステロールだと感じています。

そして、卵黄の中に含まれるレシチンは学習効果を上げるという報告があり、脳のために大事な脂質です。レシチンは脳の神経伝達物質を生成し、記憶力を高めてくれるほか、食事のときに脂質の吸収や消化を助けます。年を重ねて現れる認知症や血管の病気の予防にもつながるという報告もありますから、家族でしっかり意識して卵を食べてくださいね。

卵黄の中に含まれる、コレステロールやレシチンは、きみが勉強や受験でイライラしたときに必要なホルモンであるステロイドの材料にもなりますから、毎日欠かしてはいけないのです。

多くの人が気にしてきたコレステロールですが、食事からとったコレステロールは胃や腸で消化され、100%吸収されないように小腸で調整されているのです。

とったコレステロールが血液のコレステロールになるのは、わずか3分の1程度。足りない分は、肝臓で再度つくられます。食べたコレステロールでは足りないのです。特に、きみたちの細胞分裂や脳神経の成長期にはむしろ足りないことが多いのです。

このことは、お母さんも家族も理解しておかなければならない重要な栄養学です。私たちの人体は、寒いときも暑いときも、お風呂に入っているときも、プールに入っているときも、どんな環境でも一定の範囲内に体温は守られています。暑かったら汗をかき、寒かったら体温を上げて調節してくれます。

すなわち、人体にはいろいろな形で、適応できるホメオスタシス（生体恒常性）という能力が備わっているということを覚えておきましょう。

卵の予備知識（1個の卵＝6～7gのタンパク質がとれます）

・体にとって必要なアミノ酸がすべて含まれている
・脳、細胞に必要な優秀なコレステロールが含まれている
・卵の黄身には、レシチンという学習効果を上げ、記憶力を高める脂質が含まれている

卵は一日3個、食べてほしい完全栄養食です。

背の高い人が多い国との身長差は肉の量。肉類は毎日200gは食べたい

背の高さが遺伝する可能性は、約25％といわれています。ならば残りの約75％は、背を伸ばすための生活習慣や食生活なのです。

好き嫌いや生活スタイルが違えば、兄弟でも身長に差が出ます。特に食生活においては、背の高い人に肉が大好きな人が多く、それも、しっかりと量を食べています。背の高い人が多い国との身長差は、肉を食べる量の差といってよいかもしれません。最近、ドクターからこんな話を聞きました。小柄な両親が子どもを連れて海外へ転勤になり、海外生活をして帰ってみると、両親をはるかに超えた子どもたちの身長に、周りがとても驚いたとか。

この本では、ただ身長が伸びるということだけではなく、この時期にどのくらい上質な骨をつくってあげられるか、ということも伝えたいポイント。そのためにも必要なのが、動物性タンパク質の量と組み合わせです。

いろいろな情報が氾濫していることで、いつ何を食べればよいのかは、かなり迷うことが多いと思います。また、日本食は無形文化遺産になり、健康食として世界中で関心をもたれてきています。しかし、日本食で最も不足しがちな食材が動物性タンパ

ク質。加えて私が１９９５年から行っている、食事チェックや血液データの栄養状態からも多くの人に不足しているのがタンパク質です。

長い歴史を見ても、狩猟の時代である旧石器時代は、精進料理ブームになった鎌倉時代よりも身長が高かったとか。身長を高くするためには、肉はとても重要だということが歴史からもわかります。

そう考えると、日本人が農耕民族であるとのイメージは間違いですね。最近はやりのヴィーガンやマクロビオティックなど、偏った食事や考え方をしている家族がいるなら……、子どもたちの成長に対しても不利益だと考えています。

そして、肉をすすめると必ず、「好きなのでたくさん食べています」「食べすぎが心配です」などと言われます。しかし、意外に必要な量が食べられていないのです。

私たちの人体といっしょで、肉もおおよそ60％が水分、20％がタンパク質、20％が脂質です。これを読んで、ピンときたでしょう？

一般的に１００ｇの肉ですと、肉の種類や個体による差があってもタンパク質の量は約20ｇ。そして問題は、焼く、煮る、蒸すなどの加熱をすると、タンパク質のアミノ酸が半分失われること。そうすると肉１００ｇにつき、タンパク質の量は８～10ｇ

しかとれていない計算です。すべての食材は多くの水分を含んでいて、そこに熱が加われば失われる栄養素も多いということは、普通考えつかないため、ほとんどの人はびっくりします。

そして、この説明をすると、なぜ栄養が不足していたのか、ほとんどの人は理解してくれます。かくいう私も、これは勉強してから知って驚いた、重要なポイントだったのです。

こうした理由から、「肉は1日200gくらいは食べてね」と、アドバイスするのです。そうすると、肉で約20gのタンパク質がとれます。

動物性タンパク質として、100点のアミノ酸スコアをもつ肉ですが、それに加えて、多くのビタミンやミネラルなどの栄養素も含んでいます。代表的なものをピックアップしますので、自分の食生活に合わせて、肉料理を考えてみてくださいね。

集中力アップや疲労とストレス対策には、豚肉がベスト

勉強に加え、部活、塾、受験など、中高生は大人とは違うストレスをたくさん抱えています。そんなとき、脳の疲労や筋肉の乳酸疲労などを解消するために豚肉を食べ

ることは、学習効果アップとしても、ストレス対策としてもおすすめです。

豚肉といっしょに、にんにくやねぎ、玉ねぎなどをとると、豚肉のビタミンB_1の吸収率が上がり、脳にとって必要な糖質を効率よくエネルギーにかえてくれます。

糖質過多の食事でキレやすいなどの場合には、豚肉が味方になります。イライラ、だらだら体質は、もしかしたら栄養素のバランスが偏っているのかもしれませんね。

■糖をエネルギーにかえるビタミンB_1

現代の食の問題は、高カロリーで低栄養になっていること。菓子パンやスイーツがコンビニで手軽に買えることで、カロリーは足りていても栄養素が不足してきているのが、現代型栄養失調といわれます。

タンパク質の摂取量が年々低下し、さらに深刻なのがビタミンB_1の不足です。ビタミンB_1は糖を効率的にエネルギーにかえるため、疲労回復や集中力アップにつながります。また、「ストレスビタミン」とも呼ばれていますから、特に、学習タイム、定期テストや受験の前には意識的にメニューに加えてみましょう。

タンパク質の代謝に欠かせないビタミンB_6

糖質・脂質・タンパク質というエネルギーをとっても、体内でビタミンB群が不足していると代謝がスムーズに行われないため、パワーダウンしてしまいます。

三大栄養素の中でも身長を伸ばすために欠かせないタンパク質には、特にビタミンB_6が大切な働きをします。アミノ酸の再合成を助けるため、骨といっしょに大きくなる皮膚や筋肉にも大事です。

豚肉以外には、鶏ささ身、かつおやまぐろの赤身、バナナなどに含まれます。

成長期の貧血と脳の酸欠予防には牛肉やレバーを

骨が伸びるときは、身長だけが伸びるのではなく、全身に流れる血液も増えることをイメージすると、成長期に見逃してはならないのが隠れ貧血です。

鉄欠乏になると脳に届く酸素が不足し、心臓にも負担がかかります。また、骨と骨をつなぐコラーゲンにも鉄が必要です。鉄をとるには、赤身の肉が最も効率がよいのです。アミノ酸の損失が少ないレアなどで食べられる牛肉がおすすめです。

成長とともに必要な造血にはヘム鉄

貧血で有名な鉄分には、ヘム鉄と非ヘム鉄がありますが、吸収されやすいのが動物性のヘム鉄です。

その代表的な食材がレバーですが、残念なことに鶏のレバーは、赤血球に核をもっているため吸収が悪く、豚や牛のレバーがよいといわれています。ただ、好き嫌いが多い食材のため、ふだん食べやすいのは牛肉の赤身でしょう。

植物性の非ヘム鉄は野菜などに多く、肉よりも吸収率が低いため、脳の酸欠予防や骨のコラーゲン形成を考えるなら、動物性のヘム鉄をすすめます。

思春期のタンパク質の量は成人の1.5倍。タンパク質を肉からとると同時に、貧血の予防にもつながります。身長を伸ばしながら貧血対策もすることで、勉強やテスト、受験のための脳力アップも期待できそうです。

赤血球のヘモグロビンの生成を助け、造血に欠かせないB12

かつて、動物性の鉄は体に悪く、植物性の鉄がよいということが広まりました。実は、菜食ばかりの人はビタミンB12が不足し、年をとってくると認知機能にも影響が出ることが知られるようになりました。そこで、動物性のヘム鉄である肉や魚をしっかり食べることをすすめているのです。

悪性貧血にならないため、DNAの生成を助けるため、ビタミンB_{12}は葉酸とチームで働くため、肉といっしょに野菜も食べましょう。

毎日とり入れたい魚で頭脳派・高身長を目ざそう

そうそう、忘れてはいけない魚も優秀な動物性タンパク質。魚にしか含まれない脳の栄養素が、オメガ3系と呼ばれる脂質です。まぐろ、青魚（さば、いわしなど）に多く含まれます。

学力向上と成長期のタンパク質として優秀な魚を、肉と同じように意識して食べましょう。脳の神経伝達にはコレステロールとDHAが必要で、体内にEPAがリッチに存在すると、脳のDHAが少なくなったときにEPAがDHAにスイッチすることも知られています。

ただし、オメガ3系の脂質には弱点があります。それは、火に弱く、酸化しやすいこと。そうなると、食べ方としては魚は刺し身がベストといえますね。刺し身をオリーブオイルや塩で食べるカルパッチョは、料理法としても最高です。手巻き寿司にして食べるのもよいでしょう。

いわしやさばの缶詰をストックしておいて、サラダやみそ汁に加えるのもありですね。選ぶときには甘い味つけより水煮缶にし、水分に溶け込んだEPAもしっかりとりましょう。

缶から身を出してマヨネーズであえ、缶汁にオリーブオイルを混ぜて塩、こしょうすると、おいしいドレッシングになります。小腹がすいたときのサンドイッチの具にもできるので、お母さんにリクエストしてみましょう。

成長期に気になるニキビや肌あれ、視力にはうなぎや鮭を

女子は12、13歳ごろに初潮が始まり、性ホルモンが活発になるとそろそろ身長が止まるサインですが、男子はこの時期から身長が伸び始めます。男子は17歳、18歳まで身長が伸びるチャンスがあり、そこまで成長ホルモンを出し続けるためには、運動などで骨に刺激を与えるのが理想です。

男子の身長が止まるサインにも性ホルモンが関わってきますが、それは声変わりや

ニキビです。ニキビに悩む年ごろに気をつけたいことが、酸化したスナック菓子や揚げ物など、脂質のとりすぎです。

そして、ニキビが出始めたときに食べてほしいのがうなぎや鮭です。特に、皮膚の細胞分裂やニキビあとなどには分化誘導ビタミンであるビタミンAが大事になりますが、これは骨芽細胞（骨を作る細胞）の材料でもあるので、思春期の栄養としては欠かせないといえます。

うなぎに含まれるのは、目の栄養としても知られるレチノールというビタミンA。最近では、目薬にも高濃度のビタミンAを入れたものが発売されています。

また、鮭はピンク色をしていますが、その色素がアスタキサンチンといい、目にも皮膚にもよいとされ、化粧品にも使われるようになってきました。ビタミンAは粘膜の材料でもあるため、風邪や感染症などの予防にも欠かせない栄養素であることを知っておくと、体調管理に役立ちます。

鮭は焼いたり、鍋に入れたり。フレークにすれば、いつでもごはんやおにぎりに混ぜたり、パスタのクリームソースにアレンジしたりできますよ。

2. やっぱりカルシウム、でも牛乳の飲みすぎは貧血のもと

骨を伸ばすのはタンパク質。骨を丈夫にするのはカルシウム。これをビルにたとえると、タンパク質は骨組みとなる鉄筋をつくる仕事をし、カルシウムはコンクリートのように固める仕事をします。いかに高〜く、強い骨をつくるかは、栄養の量と質に関わってくるのです。大人よりもタンパク質を必要とするきみたちは、カルシウムもそれに比例してたくさんとる必要があります。

そこで、よく話に出てくるのが牛乳ですよね。もちろん牛乳は優秀なカルシウム源ですが、飲みすぎたらアウト！　これが栄養学の落とし穴だといわれています。牛乳は、乳糖やカゼインといった分子が大きいタンパク質からできており、腸で吸収のトラブルを起こすこともあるため、特に腸の弱い子どもは牛乳貧血を招くといわれています。貧血を起こすと鉄が不足し、骨の軟骨を増やすことができません。ガブガブ飲んでは、マイナスになりますね。

また、ごはんのときに噛まずに牛乳で流し込んでいる子もたま〜にいますが、消化にはとても悪いです。ごはんはよく噛んで、唾液で最初の消化をさせてください。

さて、タンパク質の多い食事は、尿中からカルシウムが多く排泄されるので、成長期には、「多めのタンパク質には多めのカルシウム」という簡単な法則があります。

成長時期に合わせて食べる量が変わるときですから、タンパク質とカルシウムの比率は、タンパク質が50gに対してカルシウムは1000㎎。タンパク質が60gとすればカルシウムが1200㎎と考えて、メニューに取り入れるとよいでしょう。

現在の日本人の食事は以前よりタンパク質の摂取量が減っており、1950年代とほぼ同じともいわれています。加えて、日本人のカルシウム摂取量はいまだに600㎎を超えたことがなく、世界から見ても日本人に最も足りていない栄養素だといえるのです。アメリカの基準では、11〜18歳までのカルシウム摂取量は1200㎎ですから、半分もとれていません。成長期の今は1000㎎超えを目ざし、毎食意識して取り入れましょう。

知っておいてほしい、カルシウムの大事なお仕事

カルシウムが骨の材料だけと思ってはいけません。カルシウムの99％は骨や歯に貯金されていて、残り1％は血液中にありますが、筋肉を伸ばしたり縮ませたりする動きのときに使われます。なので、カルシウムが足りなくなると、足がつったりするのです。

カルシウムは、細胞と血液に、常に10000：1という比率で、一定の濃度をキープしながら働いてくれています。骨にほとんどのカルシウムがキープされているのは、細胞や血液中にカルシウムが足りなくなると骨から貯金をおろして、心臓の筋肉を動かしたり、血圧の調整をしたり、血管壁を強くしたり、自律神経を整えるホルモンを出したりするためなのです。

骨はカルシウムの貯金箱のよう？　正確には貯蔵箱なのですが、今はその貯蔵箱をいかに大きく高い倉庫（＝身長）にするかが重要です。骨量は20～30歳でピークになり、その後は減るといわれていますが、それは、常にカルシウムが毎日使われる分、食事でとれていないことにより起こります。

身長が止まってからも、カルシウムは毎日十分にとることがいちばんですが、ここ

で、いちばん問題なのが、たくさん食べたつもりでも失うことです。

カルシウムを失いやすい習慣としては、ジャンクフードやインスタント食品、冷凍食品や加工食品などを食べている場合があります。いくらカルシウムをとってもリンの多い食品を選ぶことで、カルシウムは尿から排泄され、骨を成長させることができなくなります。それから、甘いものが好きなスイーツ男子も要注意です。

人には食べたカルシウムを尿から出さないように、尿管で再吸収されるすばらしいシステムがあるのです。カルシウムが二度も体内に吸収されるメカニズムを知ると、失ってはいけない、大切なミネラルだということがわかりますね。

砂糖を多くとる人に、覚えておいてほしいのが、糖尿病の人のメカニズムです。糖質を多くとると尿に糖が多く出てしまい、それとともに尿中のカルシウム排泄量が増えます。糖尿病ではなくても、糖質を多くとると尿にカルシウムが排泄されてしまうかもしれないと考えると、もったいないですね。ここでいいたいことは、成長期のカルシウム摂取量をきみたちに提案しても、個人個人の食生活が違うと、吸収されてきちんと骨の材料になるか、尿から排泄されて失われるかに分かれてしまうということなのです。

またストレスの度合いによって、カルシウムが吸収されにくくなることも知っておくとよいでしょう。ストレスといえば、受験など勉強におけるストレスはこの時期には避けられないでしょうし、必要なものですが、ゲームなどで意味のない時間を費やすこともストレスになります。それはとても無駄です。どちらに優先順位をつけるかは、自分で考えること。

いろいろな場面で〝選ぶ〟という感性を今から磨くとよいですね。環境の違いがあっても、いろいろな食材から一日の総合量をしっかり食べる工夫を、お母さんといっしょに考えましょう。そしてカルシウムには、いっしょに働くブラザーイオンのマグネシウムがありますが、これは第5章で紹介します。まずは、吸収のよいカルシウム食材を明確にしましょう。

乳製品のおすすめは、牛乳コップ3杯とチーズ

牛乳のとりすぎはいけませんが、やはり吸収率のよいカルシウムを摂取するには、乳製品で毎日工夫することです。リンの80%はカルシウムと結合し、骨や歯の材料として大切であり、カルシウムの吸収を考えたときに優れているのは、リン酸カルシウ

ムです。リン単体をとりすぎるとカルシウムが排泄されるので、先ほどもいいましたが、リンが多く含まれる加工食品やジャンクフード、インスタント食品のとりすぎには、くれぐれも注意すること。また、リン過剰の原因であるスナック菓子やスイーツ、なかでもチョコレート菓子、便利なレトルト食品なども、長期的に食べるとカルシウムを排泄させるサイクルになっていきます。成長期には手作りが一番です。

しかし、たまに驚きの質問があります。チーズがよいといえば、「冷凍ピザは?」。これも冷凍食品という加工食品です。冷凍食品もリンや化学塩が多いので、お母さんたちは可能な限り手をかけて。そして、きみたちは、ジャンクフードやインスタント食品で済ませないことを心がけてください。

冷凍食のアイデアとしては、薄く小さいピザ生地や餃子の皮にトマトソースかトマトケチャップ、ナチュラルチーズをのせて冷凍し、食べるときに好きなトッピング。たとえば、えびやソーセージなどをのせてフライパンで焼くと、カリカリミニピザが簡単にできるので提案しています。いつでも手軽に作れるおやつを冷凍食のレパートリーにしてください。

昔からの優秀なカルシウム食材、魚や干しえびなどの海産物も積極的に

肉は骨をつくるとてもよいタンパク質ですが、忘れてはいけないのがカルシウムリッチな魚介類のタンパク質。大切な動物性のカルシウム源です。特に、小骨まで食べられるどじょうはカルシウムの宝庫ですが、自宅では手軽に食べられないので、チャンスがあればチャレンジしてみてください。

ほかには、煮干しや、ししゃも、わかさぎ、いわしなどは骨まで丸ごと食べられるのでおすすめ。わかさぎは骨まで丸ごと食べられるよう調理し、いわしは骨ごとだんごにしてハンバーグやつみれ汁にしてみましょう。また、干しえびやごまなどもリン酸カルシウムの宝庫です。これをほかのカルシウム食材と合わせて、卓上ふりかけにして常備することをおすすめしています。

大豆製品のがんもどき、生揚げ、木綿豆腐や納豆も吸収のよいカルシウム

意外にも、日本食に欠かせない大豆製品にはリン酸カルシウムが豊富です。そして、植物性のタンパク質です。これで、カルシウムリッチなメニューがたくさん作れそう

でしょう？　第5章でメニューを提案していますが、大豆製品と乳製品、大豆製品と魚の組み合わせは、オリジナルで工夫してみてください。

日本人がみそ汁を飲まなくなるなど、大豆離れが起きたことで、今までと違う病気も増えています。特にこの組み合わせは、子どもたちだけではなく、お母さんたちの骨粗しょう症、お父さんたちの男性更年期予防にも効果的な組み合わせです。家族それぞれが違う目的なのに、みんなが同じメニューで健康にもなれます。週末の定番にしてほしいです。背伸ばしカルシウムメニューは、お父さん、お母さんの若返りメニューにもなり、家族を丸ごと元気にしてくれそうです。

単体では吸収されにくい小松菜、大根の葉、京菜は、吸収のよい食材といっしょに

カルシウムは野菜に含まれているので大丈夫、と話す菜食主義の人は要注意です。小松菜、モロヘイヤ、たけのこ、ほうれんそうなどに含まれるシュウ酸カルシウムは、腸管から吸収されにくく、腎臓を通って尿に排泄される過程で石になる原因とされています。尿路結石のうち腎臓でできた石は腎結石、尿管でできた石は尿路結石、膀胱

でできた石は膀胱結石です。痛そうな名称がつきますね。

そこで野菜は、カルシウムの摂取を期待するよりも、食物繊維やカロテンなど別な栄養素の食材として理解し、カルシウムのとり方を工夫しましょう。シュウ酸が多い食材でも、動物性タンパク質やリン酸カルシウムと組み合わせ、シュウ酸だけが腸に行かないようにすれば大丈夫だということが報告されています。それがわかっているだけで、栄養学的なレシピになります。

3. 〝骨の伸びしろ（骨端線）〟に必要な鉄は貝類で

平均的に、身長が伸びるのが17、18歳まで。ここでは骨端線をできるだけ長く存在させるために、栄養素を学びましょう。このやわらかい軟骨の細胞分裂をサポートするのにも、栄養素が関わっています。

生きている間、骨は毎日壊してつくりかえることを繰り返しています。この軟骨部分のためには、コラーゲンの材料になる食材を積極的にとることが大事です。人体のコラーゲンになるのはタンパク質と鉄、それにビタミンCという3つの栄養素。これらが体で吸収、代謝されてコラーゲンの材料として使われます。

成長期の隠れ貧血のことは、タンパク質のところでもふれましたが、体格や体型、体重が増加するときに必要な鉄は、人の命を守るために優先的に血液となるため、軟骨や骨の成長に使われるには長い道のりがあります。骨端線のためにも、栄養が行き届くように大人よりも鉄を多めにとることは理解しましょう。

肉や魚の一日量を多めに、といっている理由のひとつには、隠れた貧血のレベルをどのくらい改善してあげられるか？　ということが頭にあるからです。この課題をテーマに25年間、血液データを見ながらアドバイスをしてきたので、なんとしてもこの時期の貧血は避けたいのです。身長だけではなく、脳の酸素不足で起こる不調や集中力欠如を防ぐ助けになると考えています。

可能な限り長い期間、軟骨部分をやわらかい状態でキープし、18歳を過ぎても背伸ばしの期待ができるとうれしいですね。

そこで、おすすめの鉄食材として優秀なのはあさりです。少しおさらいですが、鉄には吸収のよい鉄と吸収のよくない鉄があることをいいましたね。吸収のよい動物性のへム鉄と、吸収のよくない植物性の非へム鉄とがあります。

なぜ吸収に差があるかを説明しましょう。鉄は空気にふれると酸化します。簡単にいうと酸化とはさびることですが、へム鉄は動物性タンパク質が鉄を包んでいるため、さびることなく胃腸を経由し、小腸や肝臓で貯蔵されます。その情報はフェリチンという血液データを見ることでわかります。動物性の鉄は30％が吸収されるのに対して、植物性の鉄はそのままでは1～5％しか吸収されません。この違いを理解すると、野菜中心の食生活だと背が伸びないことがわかると思います。

へム鉄をとるならば、あさり料理がおすすめ

へム鉄食材のトップはあさりの水煮缶です。赤貝やしじみ、うなぎにもへム鉄が含まれています。もちろん、牛や豚のレバー、赤身の肉、牛、豚、鴨、ラム、鶏もも肉も、へム鉄がリッチな食材です。そして、非へム鉄食材もここで紹介しておきましょう。吸収率は低いのですが、非へム鉄の多い代表食材としてはひじきがあります。これは、食べ合わせを考えたレシピで吸収率をアップさせる作戦がベターです。動物性

タンパク質と組み合わせると、いろいろなレパートリーができますね。また、枝豆やゆば、がんもどき、いんげん豆などの大豆製品や小松菜、ほうれんそう、かぶや大根の葉にも鉄が含まれていますので、第5章のレシピで提案しましょう。

4. しなやかな関節の軟骨コラーゲンをつくるビタミンC

鉄に続いて、ビタミンCですが、鉄やビタミンCが身長に関わっていることは、あまりいわれていませんね。しかし、体格としての器が成長するときの造血や栄養素の吸収などに大切な意味をもちます。鉄は吸収されにくいミネラルですから、タンパク質とともにとることで吸収率を上げることができますね。そしてその吸収率は、ビタミンCをとることで、さらにアップすることがわかってきています。そう考えると、食後の果物は理にかなっています。その場合は、いちごやかんきつ系がよいです。ビタミンCが、コラーゲンに必要な栄養素だということは知られています。お肌プリプリには欠かせないビタミンです。

そして、コラーゲンはお肌のためだけではありません。人体の3分の1がコラーゲンなのです。軟骨や肌だけではなく体内の臓器をしっかり固定し、内臓の位置にキープしてくれているのも、筋肉やコラーゲンです。内臓粘膜や筋肉が弱くなると、内臓も下がる感じです。きみたちはまだこんな心配はないのですが、お母さんは気になるかもしれませんね。特に若いきみは全身がコラーゲンに包まれているので、みずみずしいのですが、軟骨のコラーゲン部分が早くかたくならないようにしましょう。骨端線がかたくなるとともに、成長が止まり、身長の伸びが悪くなっていきます。なるべくそうならないようにして、身長を伸ばしてあげたいです。

そのためにコラーゲンの材料であるビタミンCは積極的にとることが大事です。簡単な組み合わせなら、赤身の肉にブロッコリーのポタージュスープとか、ステーキのサイドディッシュにキャベツや赤ピーマン、トマトのサラダというように、食べた栄養素をいかに吸収させるかを考えることで、効果的な食べ方を習慣にしてみてはどうでしょう。

ビタミンCたっぷりのおやつは、ノンシュガーのいちご入りヨーグルト

ビタミンCの注意点は壊れやすいことです。また、ストレスが多いと消耗し、ビタミンCの血中濃度が食べてから3時間をピークに下がっていきますので、3時のおやつは甘いものではなく、ノンシュガーのヨーグルトにキウイフルーツやいちご、みかんを薄皮ごとカットして混ぜるだけの、ビタミンCリッチなヨーグルトを食べるのもおすすめです。特に、塾前の間食としてはいいですね。

このような工夫をしたおやつは、塾前におなかがすいたと思ったら、自分で作ってみてください。みかんやいちごは、包丁がなくても食べられるお手軽デザートです。栄養は、知識を学んで工夫をすると忘れません。

ビタミンCは、軟骨の潤滑油です。新陳代謝を繰り返す骨と、骨に直接の負担をかけずに体を動かしてくれる関節との潤滑油となるのが、ビタミンCだと覚えておきましょう。

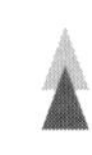

5. 骨の形成を助けるビタミンDはコレステロールでつくられる

最近、大きな注目を浴びているのが、ビタミンD。

骨の成長に欠かせないビタミンDは、とても重要です。食べたカルシウムの吸収を助け、骨を丈夫にする働きがあるからです。また、食事からカルシウムが少ないときに、骨のカルシウムを溶かして血液や心臓などの細胞に届けるため、骨の貯金が減ってしまうというメカニズムが働きますが、それを防ぐのもビタミンDです。

骨を伸ばし、骨密度を最大にできる青年期（ピーク・ボーン・マス）には、カルシウムとともにビタミンDをとることが大事になります。

ただし、人のビタミンDはほかのビタミンと違い、体内で合成することができます。そこでカギになるのがコレステロール。特に皮膚中のコレステロールの一種が日光の紫外線を浴びることでビタミンDが合成されるので、晴れた日に外で軽い運動をするのはグッドです。

成長期は骨がやわらかいので、栄養素やエネルギー量が不足したまま激しい運動をしたり、日常の姿勢が悪くなったりすることで、O脚、X脚、猫背、スマホ首などになる、身長が伸びるときのリスクを避けることも大切なポイントです。通学、塾の移動、部活中も関節と関節が伸びるイメージで日光を浴びながら、ビタミンDをつくりましょう。

身長を伸ばすために避けたいUVケア（日やけ対策）

身長を伸ばし、丈夫な骨にするには、日光を浴びることが大切ですが、気をつけたいのが、UVカットの日やけ止め。皮膚でつくられようとしているビタミンDがつくられなくなるからです。

日中、外にいる時間の長さにもよりますが、若いときは新陳代謝が早いため、40歳以降とは紫外線対策が異なります。最近では、UVケアをした妊婦さんの子どもがくる病（胎内でもらえなかったビタミンD不足で胎児の足が曲がる）になっていることも報告されています。日本では異常なほど紫外線の害を伝えてきた結果です。

近年の研究では、ビタミンDは、インフルエンザ予防、花粉症、アレルギー、うつ症状や関節痛の対策など、免疫機能の調整作用も明らかになってきています。生まれてから年をとるまで重要な栄養素であることを知っておきましょう。

食材なら、鮭、いわし、さんま、うなぎ、卵黄など、動物性のビタミンDの吸収がよいです。また、成長期には脳や細胞膜にコレステロールが使われるため、コレステロールの多い卵やいかなどをしっかり食べてほしいです。

6. 骨の強さを仕上げるビタミンK

なぜ、骨にビタミンKが必要なのか？　ビタミンKは、けがをしたときに血を止めてくれるビタミンです。何かあったときに、血が止まらなければ命に関わりますから、とても大切ですね。その止血の役割をするビタミンKは、骨にとってもなくてはならない栄養素なのです。

ビタミンKは、カルシウムをとったあと、カルシウムを骨にくっつけてくれる働きをすることもわかってきたのです。せっかく背を伸ばしたくて牛乳をたくさん飲んでも、ビタミンKがないと、その中のカルシウムは血液に溶けてしまい、骨としては完成しませんから、とてももったいない。骨にカルシウムを沈着させ、さらに強く安定させてくれるビタミンKには、緑黄色野菜のK_1と卵や鶏肉に含まれているK_2－4、納豆などの発酵食品にはK_2－7という、3種類があります。

カルシウムとビタミンKがしっかりとれる、生卵と納豆のごはん

そこで今、いちばん効果が期待されているのが、納豆に含まれるビタミンK。次は卵や鶏肉です。一日の中で、カルシウムとビタミンKをしっかりとれる組み合わせは、昔からやっている生卵と納豆のごはんということになりますね。

確かに、私の子ども時代は、田舎育ちですから、パンやお菓子があまりありませんでした。このごはんで毎朝、ごきげんに育ったようなものです。質素な感じがしますが、実は、ほんとうに、栄養満点の組み合わせだったのです。毎日の朝ごはん、見直しましょう。

さらに、もうひとつ特徴があります。ビタミンKは油といっしょにとると吸収され

やすいのです。緑黄色野菜と鶏肉をオリーブオイルで炒めたり、納豆にごま油をかけたりする料理も考えてみましょう。

骨ができるときには、いつも壊してつくりかえる、リ・モデリングという仕組みが体の中で行われていることを理解すると、栄養素の大切さがわかります。自分をプラモデルや積木にたとえてみて。つくっては壊し、つくっては壊ししながら、強くしなやかにひとつの作品ができ上がっているような感じです。きっと、この瞬間も自分の体の中で起こっていますよ。

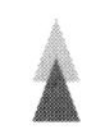

7. 成長ホルモン、細胞分裂に欠かせない亜鉛

ヒーロー栄養素、最後の登場は亜鉛です。生まれた瞬間から細胞分裂が終わるときまで人体にとって欠かせないミネラルです。

きみは生まれてから、たくさんの母乳をお母さんからもらって大きくなってきたのですが、その最初の1週間の母乳の中にたくさん含まれていたのが亜鉛なのです。

その理由は、生まれたての赤ちゃんの細胞分裂はとても盛んで、その細胞分裂に必要なのが亜鉛だから。特に皮膚の細胞分裂が激しい時期のため、初乳には亜鉛がたくさん含まれているのです。もし、母乳が不足したり亜鉛の入っていない調整粉乳で育ったりすると、皮膚障害が発生することがあるといわれています。代表的な症状は、乳幼児湿疹やアトピーの症状などです。母乳の栄養には、生命を子どもたちの健康につなげるためのメッセージのようなものを感じます。

亜鉛のスタディーでいちばん驚いたのが、遺伝子のDNAの合成に亜鉛が必要だということでした。DNAは4つのアミノ酸のいろいろな配列でさまざまな活躍をしていますが、この4つのアミノ酸が同じものをコピーするときに、亜鉛がないとコピーをできないことがわかっているのです。このDNAのはさみのような亜鉛を、ジンクフィンガーといいます。

皮膚は古くなると垢になって落ちていきますが、その下には新しい若々しい皮膚があります。亜鉛がないと細胞分裂はうまくいかなくなるため、皮膚にトラブルが生じるのです。ほかにも亜鉛が不足していると、体にはたくさんのサインが出ます。たとえば成長期に爪に白い点が出ているなら、亜鉛不足かもと疑ったりします。

そのほかにも、骨、体格、血液、粘膜それぞれに亜鉛が関わっているので、背を伸ばすためには絶対に欠かせない栄養素です。また、成長ホルモンをつくったり、体内酵素に関係したり、免疫力に関わったりしていることも報告されていますから、風邪や感染症などの予防にも必要です。亜鉛は元気にすくすく成長させる栄養素、そんなイメージですね。

また、インスリンの合成や分泌に関与し、糖質をとったあとの血糖値のコントロールにも関わっているともいえます。亜鉛が不足すると、恐ろしいことに味覚が衰え、味を感じなくなるのは有名な話です。当然、不足している状態というのは、亜鉛を含む食材をとらないことや吸収されないことで起こるというのはわかりますね。

そのほかにも、解毒にも関与している亜鉛ですから、ファストフードやコンビニ食、インスタント食品で添加物をたくさんとると、体の中は亜鉛不足が起こることもあると考えておくとよいでしょう。

スイーツ大好き生活、そしてストレスや、大人になったらおつきあいするアルコールなども亜鉛不足を招くことを、知識として覚えておくといいですよ。食べたり飲んだりすることで、失う栄養素が意外に多いことにきっとびっくりされているかもしれませんね。身長のためにヒーロー7大栄養素をとること、そして、失わないことも、この章では大切なメッセージです。

簡単・便利な食事ほど、背を伸ばすときには慎重に選ばなければなりません。亜鉛は将来、男性ホルモンや男らしさを表現するための栄養素なのです。

亜鉛リッチな食材としては、かきが断然トップです。ほかには、豚のレバーや牛肉、卵黄、はまぐり、かに、パルメザンチーズや煮干しなどがあげられます。植物性食品には亜鉛が少なく吸収も悪いのですが、動物性タンパク質に含まれる亜鉛は体内にスムーズに運ばれます。身長が伸び悩んでいるときは、亜鉛食を考えましょう。

第4章

身長を伸ばすのはどっち？
理想の外食チョイス

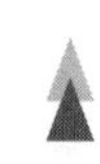

背を伸ばしたいきみたちに、何を食べるか正しく選んでほしい！

どうしても、甘いものが食べたくなったら……？　コンビニやファミレスで何を食べたらいいのか迷ったら……？　そんなとき、どうする？

成長期の今、背を伸ばしたいきみたちにぴったりの、智春流ベターチョイスをお教えします！　外食をするときの参考にしてみてくださいね。

スイーツ編

1．ショートケーキより、チーズケーキ
2．モンブランより、シュークリーム
3．カステラより、ビターなチョコガレット

■理由

1. チーズケーキは文字どおり、チーズと卵がたっぷりですから、スイーツの中でもリン酸カルシウムとタンパク質がとれます。
2. シュークリームは、カスタードクリームに卵がたっぷり入っています。
3. チョコガレットには、高カカオのチョコレートを使うとベストです。カカオにはポリフェノールや亜鉛、マグネシウムなどが含まれています。ほとんどが卵で作られていて、小麦粉の量は少ないです。

解説

ケーキは食べてもいいですか？おやつは何がいいですか？と聞かれたら、基本的に甘いものは禁止！といいます。甘いものを食べると、血糖値が上がったり下がったりします。そのおかげで、食べたときはおいしくて幸せな気がするのですが、すぐにしんど～いという状態になるのです。

脳のエネルギー源は糖質ですが、糖質の種類によって血糖値を急激に上げる食品とゆっくり上げる食品があります。特に、白砂糖を使ったスイーツは血糖値を急激に上げ、その後すぐに急降下させます。だから、食べたあとに脳が混乱するのです。下がっていくときに、本来キープすべき血糖値よりもさらに下がると、体は命の危険を感じるため、下がりすぎないように元に戻ろうと頑張ってくれます。そのときに自発的に血糖を戻そうとするホルモンが、アドレナリンなどの自律神経に関わるホルモンのため、精神的にキレたり、肉体的には眠くなったりします。そして、疲労感におそわれるので、ダラダラしてしまう体質になります。ダラダラ体質は性格ではなく、食べ物が原因のことが多いのです。

それならやっぱり、砂糖を使ったお菓子は特に食べないほうがよいのですが、もしも、すぐにやめられない場合の提案として、スイーツを選んでみました。

成長期のきみは、基礎代謝や身長を伸ばす材料がたくさん必要なので、たとえスイーツでも、タンパク質やミネラルがより多く入っているものをチョイスするのが賢明です。

コンビニ編

1. 菓子パンより、卵や全粒粉サンドイッチ
2. 白米のおにぎりより、パスタ

3. コーラ飲料より、天然の炭酸水
4. スナック菓子より、アーモンド
5. 揚げ物より、おでんの卵と大根
6. 缶コーヒーより、本格派カフェラテ
7. カップラーメンより、スープはるさめ

■理由

この7つのチョイスには、共通の理由があります。すべて、最初にあげたものは急激に血糖値を上げ、その次にあげたものは急激に血糖値を上げません。

ここ数十年で、日本人の男子の平均身長が伸び悩み、タンパク質の摂取量が減っているという報告があります。そして、身長を伸ばすために必要な、カルシウムや亜鉛などのミネラルの吸収も、加工食品で阻害されています。せっかく食べたものが、背を伸ばすために味方になっていないのは、もったいないことです。

コンビニチョイスでも、糖質や酸化された脂質、加工食品のナトリウムなどに気をつけましょう。重要なミネラルが体内に不足することで、味覚も鈍感になってきます。

将来、一流の味に出合うために、味の感性を磨く習慣をつけていきましょう。

■解説

コンビニチョイスは、加工食品の中で、いかに添加物が少ないものを選ぶかが重要です。それから、スナック菓子も含めて油で揚げてから時間が経ったものを食べないことです。せっかく、今のきみの細胞はウルウルしているのですから、細胞を酸化させないようにしてあげると、より元気ですてきなヒーローになれます。

間食を買うためにコンビニに寄るときは、本当におなかがすいているのか？　おなかがすいていないのにぶらりと入って、目にしたから食べたくなるのか？　自分自身に問いかけてみてください。「一日の中でいつ、何のために、何を食べるか？」をよく考え、コンビニに寄る習慣があるきみは、なんとなく寄るのではなく、きちんと目的をもって入るといいですよ。

外食編・めん料理

1．うどんより、そば

2．ペペロンチーノより、ボンゴレやカルボナーラ
3．ナポリタンより、ミートソースやペスカトーレ

■理由

1．そばはうどんよりも栄養価が高く、成長期に必要なタンパク質が含まれ、アミノ酸スコアも90点なので、動物性タンパク質に近いのです。それに比べて、うどんのアミノ酸スコアは40点。消化がよいのはうどんですが、その分、血糖値が上がる速度も速くなります。そばには、ルチンやポリフェノール、糖質をエネルギーに変えるビタミンB_1、B_2も含まれ、総合力が高いのです。

2．めんの中でもおすすめしているのがパスタです。血糖値の上がり方が意外にゆるやかなのが理由のひとつですが、メニューをチョイスするときの基準は、それに加えて栄養素がどのくらい組み合わされているかです。

ボンゴレはペペロンチーノにあさりをプラスしたもの。あさりに含まれるリッチな鉄は、成長期の血液には大切な栄養素です。カルボナーラは、ベーコンや卵で、タンパク質の豊富な食材が増量される料理です。一皿でも、炭水化物のみの

3．栄養素に偏らない工夫が大事です。

ナポリタンに使われるケチャップには、かなりの糖質が含まれています。シンプルなトマトソースにひき肉が追加されたミートソースや、シーフードがミックスされたペスカトーレは、タンパク質たっぷりのソース自体がおかずになりますね。パスタには、ごはんにふりかけをかけるようにチーズをふりかけます。国や文化が違っても、主食にカルシウムの食材をふりかけるのは、共通なのですね。タンパク質やカルシウムがたっぷりかかった、血糖値をゆっくり上げる一皿料理で、体力をつけ、骨格を大きくしましょう。

■解説

外食でめんを選ぶと、めんだけしかとらない食事になりがちです。具がたっぷりで、具にタンパク質が含まれている料理だと、ベストチョイスです。

そばにするならば、油揚げや卵のオリジナルトッピングでキツネ月見にしましょう。そばはうどんやそうめんより血糖値が上がりにくいです。また、ラーメンも卵、チャーシュー、もやし、ねぎなどをたっぷりとトッピングしてくれるお店に行きましょう。

外食編・ファミレス

1．トーストより、ＢＬＴサンド（フライドポテトなし）

2．パンケーキより、エッグベネディクト

3．パフェより、チョコレートアイス

■理由

1．パンを食事として選ぶときに気をつけたいのが、そのまま食べるか、具材を入れて糖質の吸収スピードを遅くするか、ということ。トーストは小麦粉のみを食べていることになり、血糖値の急上昇は避けられません。またそこに、砂糖たっぷりのジャムなどを使うと大変！　即、眠くなってあくびが出てきます。

それに比べて、薄いパンでたくさんの具材をはさんであるＢＬＴサンドは、栄養バランスがよいだけでなく、よく嚙まないと胃の中に入れられません。口の中で第一消化が行われますが、嚙むことで脳に刺激を与え、唾液が出てきたことで、免疫力が強くなるともいわれています。やわらかいものよりかためのものを食べて、あごへの刺激も忘れずに。

2. パンケーキも1のチョイスの応用ですね。口どけのよい小麦粉でできたパンケーキに、はちみつやメイプルシロップをかける糖質過剰なものは、すくすく脳をコントロールすることにおいては、すすめられません。

それに比べると、卵とチーズをふんだんに使った、エッグベネディクトは最高です。オリーブオイルや岩塩などで食材の味を生かし、タンパク質、カルシウムを増量した料理です。このとき、甘いソースはかけないようにしてね。

3. デザートを食べる習慣は、この時期には少ないと思いますが、あえて選ぶとすれば、砂糖の量で決めましょう。食べるなら、血糖値を急激に上げないカカオが入ったチョコレートアイスを、少しだけにするのがよいでしょう。アイスクリームに、ナッツをかけて食べるのも賛成です。舌でなめてすぐとけるより、ナッツを噛みながら消化するのは、脳にとっても刺激になります。

解説

ファミレスでは、スイーツやデザート、パンケーキを避ければ、意外にすばらしいメニュー構成ができます。私のおすすめは、卵をプラスすることです。そして、白いごはんよりも雑穀を選び、旬の栄養が豊かな季節ごとの料理、野菜たっぷりのサイドディッシュも選びます。組み合わせることで、血糖値を上げない順番を、選んで食べる工夫もできます。

健康やパフォーマンスを上げるには、血糖値をどのようにして急激に上げずにコントロールするか、だと思います。これは、私が1995年からアドバイスのテーマとしていることです。

そしてここで、私の理想のメニューを提案します。

がっつり食べてOK！　私が提案する理想のファミレスメニュー

1. ステーキ＋いろいろ野菜のサラダ＋オニオングラタンスープ
2. ハンバーグ、目玉焼き添え＋サラダ＋ミネストローネ
3. 海老とホタテのグリル、温野菜添え＋オムライス
4. ポークのしょうが焼き＋シーフードグリル

5. チキンのソテー、目玉焼き添え＋きのこのクリームパスタ
6. 鮭のムニエル＋オムライス（雑穀米でリクエスト）
7. 18雑穀のカレー＋生ハムサラダ

理由

これらの理想のファミレスメニューには、共通した理由があります。

動物性タンパク質を中心としたアミノ酸スコアの高いメインディッシュが多く、さらに野菜も豊富なので、タンパク質といっしょに食物繊維がとれます。繊維質は腸内環境をよくし、腸内でつくられるセロトニンを増やし、夜の眠りの質につながります。また、肉や魚に加え、卵をいっしょに食べると、脂の吸収や排泄を卵の黄身のレシチンに助けてもらえます。おまけに、タンパク質が増えるので、一石二鳥です。

糖質にも工夫があります。雑穀ごはんがあるファミレスは少ないのですが、雑穀ごはんがあるお店に入ったときは、積極的にこちらを選びましょう。白いごはんよりも血糖値の上昇をゆるやかにし、よく噛んで食べられます。ファミレスでの基本パターンは、高タンパク食＋卵＋野菜、きのこの繊維質＋糖質チョイスです。味つけは砂糖

を使わないもので、シンプルに食材を味わうことが基本です。

解説

成長期のきみは、肉や魚からがっつり食べていいんです。そのかわり、野菜をいっしょに食べること。やってはいけないことは、白いごはんや炭水化物を最初に食べることです。タンパク質をしっかりとったあとに適量の炭水化物をとると、血糖の急上昇や急降下を防ぐことができます。

血糖値のことはスイーツのところに書きましたが、血糖値が上がると、人は満腹と感じます。最初に糖質をとると、メインディッシュが食べられなくなり、骨に必要な一日のタンパク質量が足りません。なので、血糖値をゆるやかに上げてくれる、骨にも筋肉にも、血液をつくる今の時期には欠かせないタンパク質は、先に食べましょう。

そして、もうひとつ避けたいことは、食事のときにジュースを飲むこと。噛まずに食べ物を流し込む癖がつきますし、炭酸でおなかが張ったり、砂糖が入っているために血糖値が急に上がって満腹になったりします。正しい食事でおなかがいっぱいになると、デザートやおやつのチェーン食いもなくなります。優先順位を考える習慣が身につきますね。

今回はファミレスのメニューをイメージして、具体的にアドバイスしましたが、外食の際は参考にしてください。

ちなみに、夕ごはんは外食でも早めにしっかり食べて、夜に勉強するならば、勉強モードになるために、20時30分くらいにはお風呂に入るようにしましょう。

第5章

いつ、何を食べる？ シチュエーション別、ヒーローレシピ

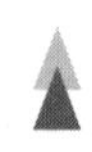

朝食の現状

最近、朝食を食べないで学校に行く子どもたちが増えています。文部科学省の「令和元年度全国学力・学習状況調査」によると、中学3年生の17・6％が毎日きちんと朝食を食べているわけではないという報告があります。

今、この比率がさらに上がっていると推測しています。スマートフォンの加速的進化にともない、ゲームや夜のメール、SNSなどで、〝スマホながら生活〟をしていることが予想されるからです。

なぜ、朝食を食べられないのか？

「まだ、寝ていたい」
「寝坊してごはんを食べる時間がない」
「面倒くさい」

「朝から食欲がない」
「食べる時間がもったいない」
……と、きっとこんな感じでしょう?

きみが朝食を食べていないならば、言い訳を考えているひまはありませんよ。身長は止まったら、アウト！　朝食をしっかり食べる習慣をつくりましょう。一日の体へのスタートサインであり、脳へのエネルギーをチャージする時間なのです。

朝食のメニューもパターンをつくっておくとよいです。理想的なヒーローの朝食レシピの法則（タンパク質＋カルシウム＋鉄＋ビタミンC＋ビタミンD＋ビタミンK＋亜鉛）ですべての栄養素を組み合わせ、さあ、朝から元気にスイッチ・オン！

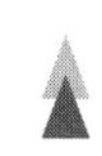

朝食▼朝イチスタートメニュー

朝食は、短時間で食べられることと、昼食までのエネルギーを蓄えることがカギ。

朝食ヒーローレシピ・基本3箇条

①和食メニューは、納豆、卵、牛乳を毎朝しっかりとろう
②洋食メニューでも、卵、牛乳、ヨーグルトを毎朝しっかりとろう
③顔を洗ってうがいをしたあと、朝食前に牛乳を1杯、締めはヨーグルト

ヒーロー朝食メニュー・基本パターン①（和食メニュー）

●雑穀ごはん＋卵＋納豆＋牛乳＋フルーツ入りヨーグルト
・生卵と納豆をかけた雑穀ごはん＋砂糖なしのヨーグルト＋果物
・雑穀ごはん（生卵とパルメザンチーズでライスカルボナーラ）＋果物

・雑穀ごはん＋パセリ入り卵焼き＋みそ汁＋オレンジ入りヨーグルト
・雑穀ごはん＋豆腐みそ汁（卵入り）＋トマトとブロッコリーのサラダ
※ここでは、卵料理やみそ汁をアレンジするとバリエーションが増えます。

ヒーロー朝食メニュー・基本パターン②（洋食メニュー）

●全粒粉パン＋卵＋サラダ＋牛乳＋フルーツ入りヨーグルト

・全粒粉パンのトースト＋目玉焼き2個＋トマトとブロッコリーのサラダ
　＋砂糖なしのヨーグルト
・全粒粉パンのチーズトースト＋ハムエッグのサラダ添え＋ヨーグルト
・全粒粉パンのホットサンド（卵、ハム、ベーコン、トマト入り）
・全粒粉パン＋パセリ入りスクランブルエッグの焼きトマト添え
　＋グレープフルーツ入りヨーグルト
・全粒粉パンのトースト＋エッグシーザーサラダ＋キウイフルーツ入りヨーグルト
※洋食メニューの卵料理やサラダも、バリエーションをもたせ、つけ合わせの野菜は焼いてもビタミンの損失が少ないものにしましょう。ヨーグルトに入れる果物はグ

レープフルーツやキウイ、いちごなど、血糖値の上がりにくいものがベスト。

■栄養学の解説

きみたちに、朝食がなぜ大事なのかを科学的に伝えます。夕食の時間から考えていくとよいのですが、夕食を19時に、朝食を7時に食べるとします。そうすると12時間は空腹になりますね。糖質は人体にため込んでおけないエネルギー源ですから、食事をしなければ、12時間後には肝臓のグリコーゲンがからっぽになります。

脳のエネルギーである糖質が寝ている間も不足しないように、肝臓はグリコーゲンとしてためてくれているのですが、朝になるとほとんどからっぽ。そのまま登校すると、フラフラになったり、朝礼で倒れたり、午前中の授業はまったく頭に入らなかったり。うつらうつらと時間だけが流れます。

本来は、基礎代謝が盛んな年代なので、おなかがすいて起きるのがあたりまえなのです。でも、おなかがすかない子どもは、必ず、夜な夜な何か食べています。自分に質問をしてみて。

昼食▼午後眠くならない炭水化物（糖質）チョイスメニュー

昼食ヒーローレシピ・基本3箇条

①肉・卵・大豆製品など、タンパク質量を夕食と同じくらいしっかりとる
②野菜や皮ごとりんご、みかんなど、食後のデザートで栄養吸収率をアップ
③お弁当で多くなりがちな白米やパンは少なめにして、眠くならない工夫をする

タンパク質リッチを意識し、炭水化物は雑穀に

昼食にお弁当をもっていく場合の提案です。午後からの授業にどのくらい集中できるか、昼休みに眠たくならないように工夫しなければなりません。昼食は一日の中でもタンパク質リッチにしないと、背を伸ばすためのタンパク質の量が追いつかないのです。ここでは、血糖値の上がる炭水化物は雑穀にし、肉とサイドディッシュがたっぷりのランチを考えましょう。まずは、肉をメインにタンパク質をしっかりとること

がカギです。

メインディッシュは、牛肉、豚肉、鶏肉の量をしっかり150gはとりたいです。お弁当には魚より肉が理想的です。魚は油が酸化しやすいためです。また、調味料にも注意して。特に煮物の白砂糖やみりん風味調味料は眠くなる調味料と覚えて、作るときには気をつけましょう。砂糖の入っていないものを選び、白砂糖のかわりにラカントやオリゴ糖などにかえるのもよいアイデアです。

お弁当は、①メイン、②サイドディッシュ、③炭水化物（糖質）で構成します。最初にメインとサイドディッシュから食べ始め、食べる順序も意識してみて。よく噛んで、ゆっくり吸収させて。毎日おいしく楽しく、元気に背伸ばしランチを実践してみましょう。

①メインディッシュ

背伸ばし&体格増大による貧血予防には、牛肉レシピで応援！

●牛肉レシピ

・牛肉のサイコロステーキとサラダ

・牛肉と玉ねぎ、焼き豆腐のすき焼き風と温泉卵
・牛肉とごぼうのしぐれ煮
・牛肉としいたけのオイスターソース炒め
・牛肉の野菜巻き

背伸ばし＆集中力アップには、豚肉レシピでサポート！

●豚肉レシピ
・ゆで豚とゆで野菜のポン酢かけ
・豚肉のしょうが焼き
・豚肉と玉ねぎのグリル
・豚肉とねぎの角煮
・豚肉とにらの卵とじ

優秀なタンパク質がたっぷりの鶏肉は、冷めてもおいしい

●鶏肉レシピ

・しょうゆや塩で白黒から揚げ
・チキンのグリル（マヨネーズとからしじょうゆで）
・チキンのサイコロごま焼き
・鶏肉4：豚肉3：牛肉3の割合で作ったハンバーグ（鶏肉でやわらかく仕上げる）
・鶏肉のチーズ、しそ巻き

②サイドディッシュ

つけ合わせのグリル野菜

きのこ、かぼちゃ、なす、赤ピーマン、ブロッコリー、玉ねぎなど、日替わりで。

ふりふりサラダ

密閉容器にレタス、トマト、ブロッコリー、赤ピーマンなどを入れて、食べるときに、携帯のオイル入りドレッシングを加え、ふたをして振ると、即席サラダのできあがり。温泉卵をプラスして振ると、なんとドレッシングがマヨネーズのようにクリーミーになりますよ。

また、野菜のカロテンは油で吸収されやすくなるので、栄養素の吸収を考えてもお得です。エネルギーが低いとされるノンオイルのドレッシングは糖質が多いので、野菜にはオイル入りドレッシングを。逆に、脂質は糖質の吸収を遅くしてくれます。さらに脂質は、おなかのもちがよいので、だらだら食いがなくなります。

スティックサラダ

大根、セロリ、きゅうり、ピーマン(赤、黄、緑)、キャベツを密閉容器に入れ、マヨネーズディップで食べましょう。

マヨネーズディップソースのバリエーション

・ツナマヨディップソース
・ゆで卵マヨディップソース
・明太子マヨディップソース
・しょうゆこうじのマヨネーズディップソース
・パルメザンチーズと半熟卵のカルボナーラマヨネーズソース

③炭水化物（白米より血糖値をゆるやかに上げ、脳のエネルギーに）

●雑穀米で作るごはん

・鮭としその混ぜごはん
・鶏肉とたけのこ、きのこの炊き込みごはん
・あさりとごぼうの炊き込みごはん
・オリジナルカルシウムふりかけごはん

オリジナルカルシウムふりかけ

干しえび、ごま、青のり、かつお節、いり白魚、乾燥わかめをすべてミキサーにかけてできあがり。このふりかけには、なかなかとりきれない栄養素の代表、カルシウムの補給だけではなく、ごはんに混ぜることで糖質による血糖値の上昇をコントロールしてくれる、大切な役割もあるのです。

●全粒粉パスタ（からまないように一口分ずつ、食べやすく盛りつける）

・トマトソースパスタ
・野菜のトマトソースパスタ
・きのこのしょうゆパスタ
・カリカリベーコンのパスタ（温泉卵とチーズを添えて、即席カルボナーラに）
・じゃこと干しえびのペペロンチーノ

栄養学の解説

炭水化物は、雑穀米と全粒粉パスタでメニューのパターンを決めましょう。昼食は、授業が終わるまでのエネルギー源です。

炭水化物は、体内ですぐにエネルギーになりますが、その半面、簡単に血糖値を上げて、そのあとの低血糖を招きやすく、脳の機能やメンタルのコントロールが低下する可能性があります。今回提案している背伸ばしレシピでは、ＧＩ値（白砂糖を１００として血糖値が急に上がるか、ゆるやかに上がるかを数値化したもの）が70以下の食材を使っています。

血糖値が急激に上がることは、集中力低下にもつながりますが、成長ホルモンは満腹のときより空腹のときに多く出るのです。朝食、昼食、間食、夕食の一日4食で、食べる時間は規則をつくり、栄養リッチ＋糖質チョイスを原則にしましょう。

▲間食▼わずかなタイミングで小腹を満たす 塾前・部活前食

間食ヒーローレシピ・基本3箇条

①間食では、カルシウムとタンパク質の補給を考える
②コンビニで間食を買うのはＮＧ！なのだが、卵、枝豆、牛乳とチーズはＯＫ
③部活動をしているきみは、炭水化物を多めに

カルシウムとタンパク質を豊富にとり、眠くならない工夫を

わずかなタイミングで、どのように小腹を満たすか?がカギとなる間食。

成長期にはカルシウムとタンパク質を、一日で4回に分けて食べないと、理想的な栄養素の量がとれません。なので、間食も1回の食事と考えて、カルシウムとタンパク質を含んだ内容にしましょう。

ヒーロー間食バリエーション

・枝豆（おやつがわりに食べられるタンパク質）
・牛乳（一日の摂取量コップ3杯のうち、2杯目の牛乳）
・ゆで卵、卵焼き（優秀なタンパク質源で、いろいろな栄養素の宝庫）
・ナチュラルチーズ
・雑穀ごはんに梅としそを混ぜたおにぎり
（クエン酸が豊富な梅は、ビタミンCの代用）
・トマトソースのペンネ
・チーズソースのペンネに温泉卵をのせて、即席カルボナーラ
・ふかしさつまいも、焼きいも

栄養学の解説

●塾に通っているきみ

塾へ行く前に、いったん家に帰るのか、それとも塾へ直行するのかによって、多少変わってきますが、家に帰って19時にごはんを食べるとしたら、その間のエネルギーをここで蓄えます。

塾前食は、一日の中でバランスや時間帯がいちばん難しいと思います。夕食にはタンパク質リッチで低糖質なメニューを選びながら、塾前食は成長期に大切な栄養素をとること。必要なものを軽く食べて、勉強中に眠くならない工夫がいちばん大事になります。

●部活動をしているきみ

スポーツ選手は、汗をかくので特に鉄を失います。種目によっても違いますが、小さいときから激しい運動をしていると、身長が伸び悩んでしまいます。

日本人のサッカー選手とイタリア人のサッカー選手の身長の違いをみると、同じスポーツをしているのに、なぜ、イタリア人選手は身長が高いのでしょう。そこで注目したいのは、パスタ料理です。スポーツをするうえでは、筋肉のグリコーゲンの材料として、炭水化物はとても大事です。塾に通っている人より多めの炭水化物をとってほしいのですが、パスタがよい理由は、同じめん類でも原材料の小麦粉の性質が違うからです。筋肉をつくるグルテンが多く、血糖値もゆるやかに上昇するので、運動するうえでは、上質な炭水化物だとおすすめしています。

スポーツをしない人でも、地中海料理が長寿やダイエットによいという話は聞いたことがあると思います（ちなみに、イタリア料理、スペイン料理、ギリシャ料理などが地中海地域の食事です）。身長の差を言い訳にできないスポーツの世界ですから、「身長も目標も高く」なくてはなりません。そして水分補給は、水か、その場で水に溶かすことができるアミノ酸系の栄養素がおすすめです。

そして、部活後や塾前にやめてほしいのは、コンビニに寄って砂糖を多く含んだ炭酸やジュース、エナジードリンクを買って飲むこと。その後、せっかくの夕食が食べられなくなるのは残念。おまけに、おやつや甘いものを選んだりすると、せっかく蓄えた栄養も尿とともに排泄されてもったいないことに……。おなかがすいたら、寄り道せずに帰って夕食タイムにしてください。体ができあがっていくこの時期は、可能な限り、栄養バランスよく食べてください。
※グルテンアレルギーのある人は、お米で補いましょう。

夕食▼一日の栄養素を満たす 明日への活力を補う食事

夕食ヒーローレシピ・基本4箇条

①一日の栄養素を満たし、消耗した体をリメイクしよう
②間食と夕食の間は3時間あけて、脳力をコントロール
③質のよい体づくりと明日への成長のために食べる
④質のよい睡眠のためにしっかり食べる

栄養素をしっかりと補充し、明日へのパワーを充電しよう

夕食では、一日の栄養素を満たすことと消耗した体をリメイクすること。そして、

寝ている間に行われる体の新陳代謝と明日への元気な生命のために、大事な栄養補給をする時間にしましょう。

いつでもどこでも食べることに困らない、現代に生きるきみは、夕食の意味をしっかりと理解することが大切です。ただエネルギーをとるだけではなく、栄養の質を何よりも大事に考えてとる食事なのです。脳細胞も筋肉細胞も生まれてから増えることはありません。その後は、食べたものでクオリティーを上げるのが望ましいのです。なので、一日が終わって、最もリラックスしながら、しっかり吸収できる夕食は手を抜いてはいけません。

まず、夕食の前の間食から、3時間はしっかりあけること。口から体内に食べ物が入ると「食べる→血糖値が上がる→インスリンが出て血糖値が下がる→3時間後に徐々に、血糖値が下がる」という状態になり、5時間くらいでほとんどの人が元に戻ります。

若い人の3時のおやつは理にかなっています。しかし、大人になると基礎代謝も下がるので、食事の回数は少なくてすみます。大人が間食をすると太るようになるのは、基礎代謝が低下するため。きみたちと同じ量を食べたりすると大変です。

さて、背を伸ばしたいきみが、夕食をしっかり食べるということには、もうひとつ大事な意味があります。睡眠を誘い、いかによい睡眠ができるか？　ここにも、よく眠るための栄養素が関わっているのです。

「背は、寝ているときに伸びる」といわれているその理由は、成長ホルモンは寝ている間に出るからです。特に22時〜2時のゴールデンタイムには、成長ホルモンがいちばん多く分泌されるといわれ、濃度も高いのです。「早く寝る、よく寝る、深く寝る」という睡眠の三原則を守るきみは、きっと背が高くなるチャンスが多いはず。

基礎代謝が高い成長期の夕食は、寝ている間のホルモンの材料であるアミノ酸をプールするイメージで食べてください。スマホ片手にではなく、家族とコミュニケーションをとりながら。

では、明日のためになる夕食のアイデアを紹介します。

ヒーロー夕食・肉料理

●学力応援レシピ・豚肉
豚肉のしゃぶしゃぶ 卵だれ

材料

だし（こんぶ、かつお節）
しゃぶしゃぶ用の豚肉
野菜（長ねぎ、しゅんぎく、白菜）、きのこ（干ししいたけ、しめじ）、しらたきなど
つけだれは好みで（ポン酢、そばつゆ、塩ポン酢など）＋卵

作り方

こんぶとかつお節でとっただしを沸騰させ、豚肉、野菜、きのこ、しらたきをそれぞれ入れて食べます。

野菜を煮る時間を極力短くすることで、ビタミンを失わずにすみます。白菜の芯は1センチ×10センチの長い短冊に切ると、加熱時間が少なく、太いめんのようにサクサク食べられます。しゅんぎくは10秒ゆでた状態がいちばん甘いです。つけだれを日替わりにして、いつでも食べたい料理です。

豚肉のガーリックグリル 野菜添え

■材料

豚ロース肉の厚切り（塩こうじで1日つける）、にんにく、オリーブオイル

つけ合わせのグリル野菜（玉ねぎ、きのこ、赤ピーマン、ブロッコリー）

■作り方

フライパンにオリーブオイルを引き、にんにくと豚肉を入れて弱火でゆっくり焼きます。そうすると、オリーブオイルににんにくの香りが移り、中までやわらかく火が通ります。表面がカリッと焼けたところで上下を返しますが、同じフライパンで、玉ねぎやきのこ、赤ピーマン、ブロッコリーなどのつけ合わせを同時に焼くと、時間短縮になり、おいしいワンプレートができあがります。

■栄養学の解説

一日に消耗したエネルギーや栄養素を取り戻し、とった糖質をエネルギーに変え、疲労回復の働きがあるビタミンB_1リッチな豚肉は、明日の元気のために積極的にとりましょう。そしてなんといっても、勉強においても集中力がカギになる中高生のきみ

たちにはなくてはならないビタミンB_1を、いちばん多く含む食材が豚肉です。ビタミンB_1は神経伝達物質に関わるので、学力向上のためにも欠かせないと思っています。しかし、このビタミンは、ナトリウムが吸収に関わっているため、減塩すると吸収が期待できません。天然塩やしょうゆにゆずやかぼすを加えることで、塩分の加減ができます。お手製の塩だれ、ポン酢たれを作りおきできるとパーフェクトです。

しゃぶしゃぶは、野菜もいっしょにとれるため、野菜に含まれるカリウムが余分な塩分を体から排泄してくれる食べ合わせです。しかし、塩分を気にする人が増えているので、家族で減塩をする場合は少し工夫をしなければなりません。猛暑時や部活の汗で失うなど、塩分調整も状況によりけりです。というよりも、あまりナーバスにならないことです。筋肉や神経伝達物質の仕組みもナトリウムがないとうまく働かないことがあるのです。

むしろ注意しなくてはならない塩分は、ジャンクフードや加工食品に使われているナトリウムです。家庭では、岩塩などミネラルを含んだ塩の力を味方につけて、豚肉のもっているビタミンB_1の要素を最大限に引き出しましょう。

それから、もうひとつ、ビタミンB_1の吸収を助け、バージョンアップすることができる栄養素があります。ねぎ類に多い硫化アリルという成分です。にんにくやねぎ、玉ねぎ、にら、エシャロット、らっきょうなどは、硫化アリルの一種であるアリシンを多く含み、疲労回復、血液サラサラなどの効果があるといわれていますね。

豚肉レシピの法則は、アリシン＋塩ですね。塩分はポン酢や塩ポン酢などに含まれますから、これは、完璧な組み合わせです。

●隠れ貧血解消レシピ・牛肉

牛肉ステーキ 温泉卵ソースがけ

（塩こんぶと塩レモンのグレープフルーツサラダ添え）

■材料

牛赤身肉、塩、こしょう

温泉卵（付属のたれも使う）、からし、わさび（それぞれ好みで）

サラダ（グレープフルーツ1個、トマト、赤ピーマン、ブロッコリー、レタス）

サラダ用ドレッシング（オリーブオイル、ガーリックパウダー、塩こんぶ、塩レモン）

■下準備

肉には軽く塩とこしょうを振ります。

ステーキソースは温泉卵に付属しているたれを使い、好みでからしやわさびを加えます（温泉卵や納豆に付属しているたれを使うと、だしがきいて和風ステーキのようになるので、手軽に作れておすすめです）。

野菜は食べやすく切り、グレープフルーツは皮をむいて房から出しておきます。

■作り方

肉はミディアムくらいの焼き加減にして、焼いたあとは、キッチンペーパーとアルミホイルで包んで休ませます（そのまま蒸すような感じで。すぐに切ると肉汁が出てしまいますが、休ませることで防ぐことができます）。

その間にサラダを作りましょう。まずはサラダ用ドレッシングを作ります。オリーブオイルとガーリックパウダーを混ぜ、次に塩こんぶと塩レモンを加えて混ぜ、味を確認します。塩こんぶの味とレモンの酸味が効いていますが、好みでこしょうを振りましょう。これを野菜にかけます。休ませた肉を、温泉卵と付属のたれにつけて召し上がれ。

■栄養学の解説

牛肉は火加減によってアミノ酸を壊さない焼き方ができるため、質のよいタンパク質といえます。赤身に含まれた鉄も同時にとれるので、成長期の体格増大中には最高の食材です。

そしてヘム鉄の吸収力アップに欠かせない、ビタミンCといっしょに食べるのが一番ですから、サイドディッシュはビタミンCがたっぷり含まれた、グレープフルーツのサラダにしました。塩こんぶのだし、皮ごとつけた塩レモンでさっぱり味にすれば、グレープフルーツの酸味もあるので、酢がなくてもＯＫです。

食べる前にすべての食材を合わせるだけのクイックサラダは、グレープフルーツをオレンジにするなどかんきつ類の種類をかえて、サイドディッシュのバリエーションを増やしてみてください。

●ニキビが気になる成長期の肌回復レシピ・鶏肉

パリパリ鶏もも肉のチーズのせグリル トマトソースがけ

■材料

鶏もも肉、塩、こしょう、チーズ
ソース（オリーブオイル、玉ねぎ、にんにく、食塩無添加のトマトジュース、パセリ）

■作り方

まずはソースを作ります。玉ねぎのみじん切りを電子レンジで加熱し、にんにくとともにオリーブオイルでじっくり炒め、香りが立ったらトマトジュースを加えてコトコト煮込み、トロッとしたらOK。パセリを散らします。味つけは塩のみです。

次に鶏肉をグリルしましょう。塩とこしょうを振った鶏肉は、皮を下にして重しをのせ、フライパンで焼きます。皮がパリパリになったら、上下を返してチーズをのせ、魚焼きグリルで、弱火で7分くらい焼きます。中まで火が通り、チーズがいい感じに溶けたらできあがりです。鶏肉を皿に盛り、ソースをサイドに美しく飾りつけます。冷蔵庫にある野菜をつけ合わせにしてください。

■栄養学の解説

鶏肉には、加熱して冷めるとプルプルとしたコラーゲン状態になりやすい、アミノ酸が含まれています。β－カロテンと、熱に強いビタミンCが含まれたトマトを組み合わせることで、ニキビの時期を乗り越えたいコンビネーションにしました。

鶏肉はメインだけではなく、サイドディッシュにもなります。蒸した胸肉やささ身を手でちぎり、卵のスープやサラダのトッピングにちょい足ししてみてください。今日はタンパク質が足りないと思ったときには、鶏肉をトッピングするアイデアを実践してみましょう。

ヒーロー夕食・魚介類料理

貝類は傷みやすいので、お弁当には適さない食材です。しかし、成長期の新陳代謝アップに欠かせない亜鉛をとるなら、かきを食べるのが一番。なので、夕食でとりましょう。

●たくさんの食材がとれる鍋は工夫次第で栄養満点に かきのごまみそちゃんこ

■材料

かき、鶏のつくね、しらたき、油揚げ、豆腐

にら、キャベツ、ねぎ、白菜（野菜は好みで）
だし（こんぶ、かつお節）
みそ、ねりごま、卵

■作り方

かき、鶏のつくね以外の材料を食べやすい大きさに切ります。こんぶとかつお節でだしをとります。土鍋にかき以外の材料を入れ、だしを注ぎます。このときに、だしを少し残しておき、みそとねりごまを溶かして濃縮ちゃんこだれを作っておきましょう。鍋が煮立ってきたら、かきと濃縮のちゃんこだれを足し、味をみて調整します。これを生卵につけて食べると、マイルドでおいしいです。

■栄養学の解説

アミノ酸を含んだかつおだしと発酵食品であるみそをベースに、たくさんの食材をとれる鍋は、通年いろいろな工夫をして栄養バランスをよくすることができます。

基本は食材の味をしっかり引き出し、調味料もシンプルに。市販のたれではなく、自分で作ったものが一番です。鍋を食べたあとの締めを雑穀ごはんのおじやにすれば、炭水化物が最後になるメニュー構成になります。かきと鶏のつくねで、タンパク質を増量できる鍋です。

亜鉛たっぷりのかきを応用して

かきは生クリームなどの乳製品とも相性がよいので、かきのクリームパスタやクラムチャウダーなどが作れます。クリームパスタの残りをグラタンにしてもよいですね。それから、おつまみ用に保存してください。かきを蒸してプリッとさせたものを、オリーブオイルにつけこんでおけば保存食になります。かきのペペロンチーノや、パルメザンチーズを衣にして揚げ焼きにした、かきのチーズジョンも作れます。便利なから揚げ粉で、かきのから揚げやフライにもできますね。

●背伸ばし頭脳食には、なんといっても生の魚
まぐろ、納豆、アボカドのカルパッチョサラダ

■材料

まぐろの刺し身（中トロまたはトロ）、ひきわり納豆、アボカド、トマト、レタス

イタリアンドレッシング（オリーブオイル、レモン、岩塩）
中華風ドレッシング（鶏がらスープのもとをお湯で溶かして、ごま油を加える）
市販のしょうゆやわさびドレッシングでもＯＫ

作り方

食べやすい大きさに切った食材をきれいにお皿に並べ、その日の気分で好みのドレッシングをかけるだけ。前菜やサイドディッシュの一品に、簡単に作れるので定番レシピになりそうですね。

アレンジレシピとしては、まぐろの角切り、アボカド、ひきわり納豆とごまを混ぜ、のりで包んで手巻きずしのようにして食べます。みんなで作りながら食べられるので、パーティーメニューとしても楽しめます。最後に雑穀ごはんを加え、炭水化物で食事を終えるのも、食後、血糖値を急激に上げない工夫になります。

栄養学の解説

脳神経にとって欠かせないＤＨＡが不足すると、体内のＥＰＡがＤＨＡに変換されます。ＤＨＡがリッチなまぐろ（中トロ）のお値段を考えると、家計のためには青魚がよいでしょう。さば、さんま、いわし、あじなど、新鮮な旬の魚を刺し身やオリジナルカルパッチョにするのがおすすめです。旬の時期に旬のものを食べるのは体にもよいのです。これは、健康に対する自然からのメッセージですよ。

魚は熱に弱いので、たれごと食べるスープや煮つけもレパートリーに加えましょう。煮つけを作るときに注意したいのは、白砂糖を使わないこと。甘みをつけるときは、ラカントやオリゴ糖を使うと、肥満予防や血糖値コントロールにもベターです。

●魚を骨ごと食べてカルシウムリッチに スープごと食べる、いわしのつみれ入りきのこ鍋

■材料

A（いわし〈3枚におろしたもの、またはさば水煮缶〉、卵
しそ、ごま、乾燥ひじき、干しえび、小麦胚芽）
野菜（白菜、しゅんぎく）、きのこ（しいたけ、まいたけ、エリンギ）、厚揚げ
たれ（アーモンド、大根おろし、ポン酢またはだしじょうゆ）
白だし

作り方

Aの材料をすべてフードプロセッサーにかけて、適度な大きさのいわしだんごを作ります。鍋に白だしを希釈したスープを煮立てていわしだんごを入れ、アクが出たらとります。ここでいったん、いわしだんごを引き上げておきます。

スープにしゅんぎくを除いた野菜ときのこ、油抜きした厚揚げを入れて、火が通ったら先ほど引き上げたいわしだんごを鍋に戻します。しゅんぎくの葉の甘みが出るのは鍋に入れて10秒くらいがベストなので、食べる直前にしゅんぎくを入れます。食材を最高の状態で味わうのも、おいしく食べるために大事なことです。鍋の具を食べたあとは、卵スープか卵でとじたおじやにして、汁ごととりましょう。

アーモンドポン酢の作り方

砂糖の入っていない市販のポン酢と、フードプロセッサーにかけたアーモンドやくるみなどナッツを混ぜ、大根おろしを添えます。

いわしだんごを使ったアレンジとしては、焼いてカレー粉とアーモンド、パルメザンチーズを振りかければ、おやつ食になりますね。ほかにも、いわしだんごのカレーやトマトソース・チーズ焼きなど、いろいろなアイデアでレシピをどんどん増やしてください。

■栄養学の解説

このレシピの中に、かなりのカルシウムとマグネシウムが入っています。

カルシウムは、マグネシウムとともに働くことを加えて覚えておきましょう。日本人のカルシウム摂取量は世界の先進国では最下位。身長の高いオランダ、フィンランドに比べて、半分以下の量しかとれていないのです。そして同時に、マグネシウムも食材からはなかなかとれないため、意識的に選んでレシピに加えるとよいでしょう。体の中でいちばんよい働きをしてくれるカルシウムとマグネシウムのバランスは、2：1から1：1です。

そして、セロトニンから睡眠ホルモンのメラトニンがつくられる最終段階で、このマグネシウムが必要なのです。マグネシウムが不足すると、人体では、心臓や血圧の調整がうまくいかなくなったり、意味もなく不安になったり、気分がめいったり、神経の興奮や筋肉のけいれんなどが報告されています。

このレシピは、アーモンドやつなぎの小麦胚芽、乾燥ひじきや干しえびなどで、いわしを骨ごと食べながら、カルシウムとマグネシウムをとれるようにしてあります。厚揚げや豆腐などのにがりにも、マグネシウムが含まれています。イライラするときは、カルシウムとマグネシウムをとると覚えておきましょう。

昼と夜のメインタンパク質、魚食の意味

肉が好きという人は多いと思うのですが、動物性タンパク質はいろいろな種類を食べないと、きみたちの成長には追いつけません。だから、夜は必ず魚も食べること。魚は夕食にとることを覚えておきましょう。もちろん、肉も大豆製品もいっしょにとると、タンパク質がバリエーション豊かに食べられますからグッドです。

お弁当メニューに積極的に魚を入れていないのには、理由があります。魚の油には、きみたちの脳や血管にとてもすばらしい働きをしてくれる、ＥＰＡやＤＨＡという栄養素が含まれています。しかし、その油は酸化しやすいので、調理してから時間がたって食べることはベストとはいえません。だから、お弁当はがっつりお肉系。その中に含まれるビタミンB群は、集中力を高め、やる気が出るホルモンのセロトニンの材料となりますから、勉強するきみにぴったりです。もし、魚系の食材を入れるなら、

レモンやポン酢などで味をととのえて、酸化を防止するとよいので、一工夫してみてくださいね。

今まで書いてきた、食事をとる意味をまとめてみますと、

・朝食は、一日のスイッチをONにし、午前中の活動のために自分にエネルギーを供給する
・昼食は、午後に眠気を感じない工夫をして、集中した時間を送るためのエネルギーを供給する
・間食は、夕食までおなかがもたないとき、一日に不足しそうな栄養素を補給する
・夕食は、一日に消耗したエネルギーを補い、ホルモンの材料を摂取して、背を伸ばすための栄養貯金。そして、快眠で脳を休め、明日の元気のため

ということで、食事はただおなかを満たすだけではなく、それぞれの意味をもって食べましょう。

受験当日のアイデア弁当

受験当日レシピ・基本5箇条

①試験へのストレスで交感神経が興奮しているので、
　消化されにくい食物繊維はＮＧ
②急激に血糖値が上がらない食材を選ぶ
③一口サイズなど、休憩のタイミングでちょこちょこ食べられるように工夫する
④受験当日はお弁当箱なしで、食べたあとは身軽に
⑤飲み物は、水、お茶などノンシュガードリンクを

ヒーロー受験弁当アイデア

●雑穀おにぎり（小さい俵形に握る）

・梅としそ、カルシウムふりかけ（１１６ページ参照）の混ぜおにぎり

・鮭（魚系の食材を入れるなら、レモンやポン酢などを振って、酸化を防止する）と
カルシウムふりかけの混ぜおにぎり
・うなぎ、またはあなごを刻んで、卵で茶巾おにぎり
・鶏肉の炊き込みごはんおにぎり
・きのこと鶏そぼろのおにぎり

●全粒粉パンの薄切り（8枚切り）、または全粒粉ピタパンのサンドイッチ

中にはさむ具はタンパク質にして、ヒーロー栄養素は忘れずに。定番の卵、ツナ缶、ベーコン、ハム、かに缶、チーズやオムレツなどがおすすめです。片手で食べられるように、食パンを小さく切ったり、くるくる巻いたりして食べやすく。

●つまようじでミニ串おかず

・ささ身の梅じそ串焼き
・鶏もも肉のしょうゆ串焼き
・豚肉しょうが焼きロールの串

・豚角煮の串
・岩塩を振って焼いた牛サイコロステーキの串
・味つけうずら卵の串

●おつまみ風おかず
・ゆでそら豆
・ゆで枝豆
・ミニトマト
・オレンジ（皮はむいて、房つきでファスナーバッグに）

●おやつ（緊張すると唾液が出ないので、休み時間にガムやあめでリラックス）
・ナッツ類
・ソイジョイ
・ソイカラ
・キシリトールガム、キシリトールあめ

●ポタージュやスープ（スープジャーなどに入れる）

・かぼちゃのポタージュ
・ホールコーンのスープ
・ブロッコリーのポタージュ
・きのこのポタージュ
・ガスパチョ
・コンソメスープ
・卵わかめスープ

脳と精神緊張をフル回転させる日はアスリート並みの栄養補給が必要

受験は気力、体力が勝負です。頭を使うときは、常に闘うアスリートレベルで栄養補給をしなければなりません。しかし、食べるともれなく血糖値が上がります。もちろん脳はたくさんのエネルギーを必要としますから、上昇速度をゆるやかにする基本を忘れずに。血糖値の乱高下は脳力やメンタルへの影響があります。また、血糖値が上がりすぎないように膵臓からインスリンというホルモンを出します。膵臓は、とても小さな臓器です。その小さな臓器を疲れさせないようにするためには、決まった時間に食べる習慣が大切です。栄養の知識は社会に出てからも必ず役に立ちます。

これからは、食べることに対して関心をもって、お弁当レシピも参考に、工夫をしてみてください。このレシピは塾弁のアイデアとしても応用できます。

スマートフォン、パソコンやりすぎ生活に効果的な料理

スマートフォン、パソコンやりすぎ生活レシピ・基本2箇条
①目の疲労回復を促すビタミンAとβ-カロテンを組み合わせる
②カロテンとリコピンのコンビネーションも目の疲れに効果的

●スマートフォンで疲れた目のケアといっしょに背も伸ばす

うなぎのにら玉

基本は白焼きがベストですが、市販の甘いたれがかかっているうなぎならば、一度うなぎを洗って、たれを落としましょう。やはり、味つけはオリジナルで工夫をするのがよいでしょう。

■材料

うなぎ（ないときはあなごで代用）、卵、にら（またはほうれんそう）
作りおきだしじょうゆ（みりん半カップ、しょうゆ半カップ、だし2～3カップ）
※基本のだしじょうゆをベースに、レシピによって味つけを変えます。

■作りおきだしじょうゆの作り方

みりんを沸騰させてしょうゆとだしを加え、ひと煮立ちしたら火を止めて冷まします。料理によっては濃かったり薄かったりしますので、使うときに調整してください。

■作り方

フライパンに適量のラカントやオリゴ糖を入れ、だしじょうゆを加え、うなぎをさっと煮て、刻んだにらを加えます。火が通ったら卵でとじるだけの簡単レシピです。

同じ材料を使い、だしじょうゆでやわらかく煮たうなぎを卵で巻くとう巻きに。お弁当のおかずにぴったりの一品です。ほかにも、オムレツ、卵とじ、茶碗蒸し、にら玉など、卵とうなぎで最強コンビディッシュを作って、目をしっかりと守りましょう。

■栄養学の解説

うなぎは目にいい食材だと昔からいわれてきましたが、その理由はうなぎに含まれるレチノールというビタミンAです。

レチノールは視覚や成長促進、皮膚や粘膜に必要なビタミンとして有名です。うなぎはレチノールの宝庫。そのほかに、アミノ酸スコアの高いタンパク質やカルシウムも多く含まれています。

背伸ばしレシピにはなくてはならない食材ですね。そこに卵を合わせるわけですから、最高の組み合わせです。

さらに、にらやほうれんそうに含まれる栄養素β-カロテンを加えると、スーパーディッシュになります。植物性のビタミンAであるカロテンは、うなぎの動物性タンパク質とともに運ばれ、体内で不足しないように肝臓で静かに貯蔵されます。天然の食材は安心して食べてください。

特に目が疲れやすかったり、ニキビに悩んだり、皮膚がカサついたり、風邪をひきやすかったり、ほかにアレルギー症状や、粘膜が弱い花粉症がある場合などは、年齢にかかわらず体内でビタミンAが不足していることで起こる可能性があります。

成長しているときに栄養素が不足すると、身長だけではなく体調にも影響が出ます。目の栄養を考えるとき、スマートフォンやパソコンの見すぎでその分の栄養素が失われていないか、足りているかもしっかり考えて食べる工夫をしましょう。

●カロテン＋リコピンの組み合わせは、目の疲れに効果的
鮭のチーズ焼きとほうれんそうのバター炒め トマトソースがけ

■材料

生鮭、パルメザンチーズ（適量）、ほうれんそう、塩、こしょう、バター

トマトソース（食塩無添加のトマトジュースを煮詰めて、オリーブオイルと塩で味をととのえる）

■作り方

鮭は塩とこしょうを振ってから、片面をこんがりと焼きます。上下を返してチーズをのせ、魚焼きグリルで焼きます。ほうれんそうはバターでさっと炒め、鮭のチーズ焼きに添えます。食べるときにトマトソースをかけます。

栄養学の解説

鮭のピンク色は、アスタキサンチンという天然色素のカロテノイドです。それを植物性のカロテン、リコピンたっぷりのトマトソースで食べるのは、目の疲労回復などに効果的です。

若い時期から長時間、ブルーライトを見続ける習慣は、目の老化にもつながりますから、特に目が疲れているときは、鮭と野菜のカロテンをコンビネーションで食べましょう。

うなぎや鮭、あんこうの肝、うに、えび、かになど、火を入れて赤くなる魚介の色素は目だけではなく、細胞膜の酸化を防止する効果が期待できる栄養素です。

●目の疲れに効果的なアントシアニン

ブルーベリーといちごのミルクセーキ

ブルーベリーといちご、牛乳、卵をすべてミキサーにかけてできあがり。

目にいい紫色のアントシアニンと、ビタミンCが入ったミルクセーキは、簡単にできるので、朝食や間食にぴったり！　卵と牛乳がたっぷりの、タンパク質リッチなドリンクです。ブルーベリーは冷凍でも手に入るので、常備しておくと便利です。

スマートフォンで損をしないように

目は脳の突起物です。目の健康は脳の健康だと私は考えています。

スマートフォンが片ときも手放せない、夜にスマートフォン漬けになっている子どもたちは、目も脳も疲れますが、睡眠時間が減っていることで成長ホルモンが出なくなります。身長を高くしたいきみなら、夜のスマートフォンは早めにオフ。

さらに急増しているのが、ドライアイです。液晶を凝視することでまばたきの回数が減り、ドライアイが引き金になり、目の感染症にもかかりやすくなります。そして、のぞき込むように見るので、猫背になります。重い頭が背骨の中心からはずれることで、首や肩はこるし、その分、身長も低く見えます。背が高くなるときは軟骨もやわらか。たとえ、背が伸びても猫背だとカッコ悪いし身長的にも損をします。もったいないですね。

工夫するとすれば、目とスマートフォンの間を60㎝くらい離します。姿勢にもよいけれど、それだけでブルーライトの光が4分の1に減るとの報告もありますから、画面にブルーライトのカットシートを張るなどして、光を軽くするのも生活習慣に取り入れてみてください。

スマートフォンを手放せないことで、目も脳の情報も乱れ、ホルモンも乱れます。せっかく背が伸びる時期の伸びる時間帯。伸びるチャンスは、眠っている間にやってくるのです。

もし親にスマートフォンの時間を決められても、文句を言わないこと。成長期はそんなに長くない。成長しきった大人と比較して、親に反抗しないようにしましょう。スマートフォンは体にさまざまな影響があるので、むしろ「怒ってくれてありがとう」と言わなくてはいけないのです。

成長ホルモンが盛んに分泌されるチャンスは一日の中でも短いのに、スマートフォン漬けの生活は睡眠を削り、目を疲れさせ、翌日に脳もすっきりしないなど体への影響が大。身長のためだけではなく、日ごろからスマートフォンに振り回されずに、自分の体は自分で守ることを身につけて。

キッチンに必ず常備しておきたい調味料と選び方

味覚を磨く成長期ですから、基本的に味つけはシンプルがいちばん。

- だし……化学調味料無添加のだしパックを常備する
- 塩……沖縄や地中海の塩、岩塩など、マグネシウムを含んだ塩を
- しょうゆ……減塩ではないもの
- こしょう
- みそ……熟成期間の長いほうが、酵母菌が多いので腸にはGOOD
- マヨネーズ……カロリーオフより、材料がシンプルなものを
- ソース、トマトケチャップ……糖質が多いものは避ける
- オイル……オリーブオイル、グレープシードオイル、ごま油（こまめに使いきれる量）

・ドレッシング……基本的に自家製がベストだが、ノンオイルではなくオイル入りを（ノンオイルは味が濃い分、糖質も多い。ノンオイルを使うときに新鮮なオイルをブレンドするのは時間がないときの知恵）
・料理酒……塩分が入っていないもの
・みりん……砂糖が含まれたみりん風味調味料などではなく、本みりん
・ポン酢……砂糖の入っていないシンプルなもの
・オイスターソース……砂糖で味が調整されていないもの
・コンソメ、鶏がらスープのもと

ちなみに、コチュジャンなど、韓国料理や中華料理で使うみそには、水あめなどの糖分が入っていますので、多量に使うのはアウトです。

食生活で背を伸ばしたいきみが、毎日やるべき7つの習慣

1. 卵は一日3個で、脳と細胞を元気にする（朝・昼・おやつ）
2. 牛乳は毎日コップ３杯飲む（朝食・間食・お風呂あがり）
3. 肉は毎日２００gは食べて、身長の鉄筋を高く強く
4. 魚介も毎日１５０gは食べて、頭脳をアップさせる
5. 炭水化物は、血糖値を急激に上げないチョイスで、脳のエネルギーチャージ
6. 間食、塾前・部活前の食事は、15時から16時の間がベスト
7. 野菜は腸のために食べてほしい。しかし、空腹時にじゃがいもを食べるのはＮＧ

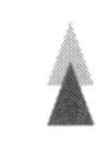

食生活で背を伸ばしたいきみには、やってほしくない7つの習慣

1. スマートフォンを見ながらごはんを食べるのはアウト
2. 不規則な食事はアウト
3. 好き嫌いが多いのはアウト
4. 少食はアウト（この時期はカロリーも必要）
5. お菓子のだらだら食いはアウト
6. 筋トレはアウト（運動の種類でも違うが、それに比例した栄養素やエネルギー量は必須）
7. 太ること、太りすぎはアウト

おわりに

背を伸ばしたいきみたちへ

中学生になると、そろそろ身長の差が気になり始め、あせってくるころでしょう。自分はどのくらい伸びるのか期待しても、なかなか思うように伸びない。

受験や進路に加えて体も変化してくるときに、どうしたらよいか？何をしたらよいか？を迷い、たくさんの悩みをかかえてしまう時期ではないかと理解できます。

成長期にいかに栄養が大切かということは知っているけれど、何を食べたらよいのか？　牛乳をたくさん飲んでも、なぜ背が伸びないのか？　朝ごはんを食べない、好き嫌いが多いと、なぜしかられるのか？　なぜ早く寝なければならないのか？　なぜ夜スマホがダメなのか？　ダメな理由がわからないことは守れないよね。でも、身長のために食べる意味を知り、栄養に関心をもつようになれば、あとは、実践あるのみです。

特に、男子の成長スパート（背を伸ばす時期）は、女子よりも遅い13歳からの4年間がカギです。この4年±1年（多少前後します）は、希望をもって体づくりに集中しましょう。

私の相談者には、ドクターコメントをもとにした血液データから今の成長時期を推測しながら、少し厳しいアドバイスをします。なぜなら、成長期にはタイムリミットがあるから。こちらも真剣なのです。能力やスキルは、大人になってからでも伸ばすことができても、身長は、止まってしまったら、急速に伸びることはありません。

真剣に「両親が小さいから、自分も背が伸びないのでは？」「友達より小さいけど、伸びるのかな？」「スポーツで活躍したいから、大きくなりたい」など、悩みや期待がどんどん大きくなっているのならば、チャンス！　今が栄養を見直し、生活を見直すときです。この本は、きみたちが正しく食べることの大切さを学ぶことにより、本物のヒーローとして活躍する未来を願って書きました。

その理由は、大人になったら、きみが今、身長を伸ばしたいと思う以上に、大切なものを得るからです。それは、病気にならない健康力です。健康力は、社会で活躍するための武器になります。きっと、これから身につける正しい食習慣が社会生活や仕事のストレスに負けないメンタルにもつながっていくと感じています。

人は等しく、1日24時間を与えられていますが、きみにとって今しかない時期に、どのように差をつけて違いをつくるか？　人がゲームをするとき、きみは軽く運動をしよう。人が夜な夜なスマホをいじっているとき、きみはぐっすり寝ていよう。人が朝グズグズして起きてこないとき、きみは朝ごはんをしっかり食べよう。人がジュースを飲むならば、きみはフルーツを食べよう。そして小腹がすいて甘いものがほしいならば、おにぎりを食べよう。お母さんが留守ならば、自分で食事を作ってみよう。

私は、母が仕事で留守がちだったため、中学生からは弟のお弁当を作っていました。コンビニやファストフード、インスタント食品などのない時代がよかったのは、食事やおやつを工夫できたことでした。弟は私より15センチ高く178センチあり、両親との身長差が20～30センチになるほど大きくなりました。私たち姉弟は、身長は遺伝ではなかったと実感できます。

でも、本を読んだだけではダメ。知っているだけでは身長は高くなりません。きみが食べたもので身長は伸び、きみが食べた内容で体質がつくられます。具体的に生活にいかしてください。

実際に、旧版が発売されて1年くらいたってからの出来事です。本を読んで具体的に実践した中学生を教える、保健教諭から連絡をもらったことがあります。急に6センチも身長が伸びた生徒に質問したところ、「図書館にあった身長本を読んで、実践したら伸びました」と答えたそうです。それがきっかけで、その中学で講演させていただきました。とても貴重な時間でした。そのとき、この子はきっと、これを成功体験にして社会でも活躍する人になるかもしれないと感じたのです。

成長期にタイムリミットがあることは、伸び悩んでいる子にとっては深刻ですが、決してあきらめないこと。さらに、猫背はタブーです。スマホ首や猫背になると、背骨や頸椎が曲がり、身長でも損をします。ふだんから姿勢を正すことを忘れずに。

身長を伸ばすためにはもちろん、成長期に食べる目的は健康や大人になる体づくりのため。食べるときには、身となるもの、栄養価の高いものを選んでください。知識を生活の知恵に変えることが特に重要な時期なので、お母さんとともに学んで、いっしょに食べることを楽しんでほしいと思います。食べながら学び、会話をしながら家族とコミュニケーションする時間を過ごしてください。気持ちはヒーローです。

最後に、1章を書いてくれた、姉のような黒川伊保子先生に感謝をしています。いつも、さまざまなヒントをいただきながら、彼女の衰えない脳に感銘を受けています。脳科学と栄養学を合わせることで、ライフステージに合わせたアドバイスをできるビジネスパートナーとして、今回、未来のヒーローのために本が書けたことはとてもハッピーです。

それから、悩める中高生時期をターゲットにしたいと提案し、本にしてくださった真田恭江さん、八木國昭さん、改訂編集で担当になった主婦の友社の三橋亜矢子さんにはとてもお世話になり、ありがとうございました。

分子整合栄養学を学びながら最も気になっていたことが、成長期の子どもたちの栄養状態です。私も、中学時代に栄養学を知っていたら、そのときに親が知っていたら……と、自身の過去の課題から、未来のために学んだことを役立てたいと感じる毎日です。1995年に出会った栄養学は、とてもシンプルです。「私たちは食べたものでできている」。とはいっても、近ごろ、なぜ病気の人が多いのか？　病気の種類も増えているのか？

たくさんの疑問を説いてくれたのも、金子雅俊先生に師事した分子整合栄養医学でした。先生には「自分の健康は自分で責任をもち、そして理解する」ということを教わり、健康で生きる智慧を授かりました。そのおかげで、健康のための体質づくりや予防栄養学の観点から、多くの人に知識を伝え続けています。今から世の中が治療から予防医療へ向かい、さらには、パフォーマンスアップに期待する栄養学の分野を求め始めています。この本が未来の健康のためにお役に立てるならば、とても幸せです。
最後に、金子雅俊先生の二世であり、分子栄養学研究所の所長であり、監修をしてくださった金子俊之先生にお礼を伝えたいと思います。

分子整合栄養医学協会認定・分子整合栄養アドバイザー
予防栄養コンサルタント・バイタルアナリスト　佐藤智春

食品別GI値早見表

穀物

穀類（すべて炊いたもの）

（食材名）	（GI値）
発芽玄米	54
五穀米	55
玄米	56
玄米（五分づき）	58
精白米	84
餅	85

パン類

（食材名）	（GI値）
全粒粉パン	50
ライ麦パン	58
クロワッサン	68
ベーグル	75
バターロール	83
食パン	91
フランスパン	93
あんぱん	95

めん類

（食材名）	（GI値）
春雨	32
全粒粉スパゲティ	50
そば（乾）	54
そば（生）	59
中華めん（生）	61
スパゲティ（乾）	65
スパゲティ（ゆで）	65
うどん（生）	80
うどん（乾）	85
ビーフン	88

粉

（食材名）	（GI値）
全粒粉小麦粉	45

肉・魚介類

肉類

（食材名）	（GI値）
鶏　ささみ	45
鶏　ひき肉	45
鶏　むね	45
鶏　もも	45
豚　バラ	45
豚　ひき肉	45
豚　もも	45
豚　ロース	45
牛　ひき肉	46
牛　もも	46
牛　ロース	46

魚介類

食品	GI値
あさり	40
あじ	40
いか	40
いわし	40
かつお	40
さば	40
さんま	40
生鮭	40
まぐろ（赤身）	40
うなぎ（かば焼き）	43
はまぐり	43
かき	45

魚加工品

食品	GI値
ツナ缶	40

野菜・豆など

野菜・いも類

食品	GI値
さつまいも	55
里いも	64
かぼちゃ（西洋）	65
長いも	65
とうもろこし	70
切り干し大根	74
山いも	75
にんじん	80
じゃがいも	90

きのこ

食品	GI値
しめじ	27
エリンギ	28
しいたけ（生）	28
まつたけ	29

豆類

食品	GI値
つぶあん	78
こしあん	80
さらしあん	83

種子（ナッツ類）

食品	GI値
くるみ	18
ピーナッツ	28
アーモンド	30
カシューナッツ	34

フルーツ

生果類

食品	GI値
いちご	29
オレンジ	31
グレープフルーツ	31

みかん	33
ブルーベリー	34
キウイフルーツ	35
りんご	36
柿	37
すいか	60
パイナップル	65

乳製品・卵

ミルク・クリーム類

牛乳	25
無脂肪乳	25
低脂肪乳	26

チーズ類

カマンベールチーズ	31
プロセスチーズ	31
パルメザンチーズ	33

ヨーグルト類

プレーンヨーグルト	25
ドリンクヨーグルト	33

卵類

生卵	30
ゆで卵	30

調味料

糖類

人工甘味料	10
メープルシロップ	73
はちみつ	88
水あめ	93
黒砂糖	99
三温糖	108
粉砂糖	109
上白糖	109
グラニュー糖	110
氷砂糖	110

菓子

アイスクリーム	65
ショートケーキ	82
キャラメル	86
ドーナッツ	86
大福	88
チョコレート	91
どら焼き	95

出典：『低GI値で　食べるほどにやせ体質ダイエット』永田孝行監修（主婦の友社刊）

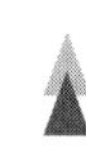

ヒーロー7大栄養素の足し算方程式

人体はひとつの栄養素でつくられているわけではありません。骨を成長させ、健康に維持するには、最低でも7つの栄養素が必要なことを覚えておきましょう。栄養を考えるとき、とる栄養素をトータルで見ましょう。

そして、きみたちの骨には、生涯をかけてたくさんのお仕事があります。これまで、身長を伸ばすことを中心に書いてきましたが、最後にまとめますね。

骨の仕事は、

- 体を支える
- 頭、内臓を守る
- 手と足に力を伝える
- 血液をつくる（血液中の細胞は、骨髄の造血細胞からつくられています）
- カルシウムの貯蔵庫（体内のカルシウムは99％が骨に蓄えられます。筋肉の収縮や

神経の情報伝達のために、カルシウム貯金が一生涯必要なのです）

と、5つの役割があります。しっかり覚えておきましょう。

そしてここに、「ヒーロー7大栄養素」の代表的な食材を、足し算方程式にあげてみました。ほかの食材にも、さまざまな栄養素が含まれていますので調べてみて、レシピを組み合わせるときの参考にしてください。

1．タンパク質
卵、うずら卵、鶏肉、牛肉、豚肉、鮭、まぐろ、いわし、さんま、さば、いか、たこ、えび、大豆製品

＋

2．カルシウム
牛乳、ヨーグルト、チーズ、どじょう、いわし、わかさぎ、煮干し、ししゃも、しらす、さくらえび、ごま、ひじき、わかめ、がんもどき、高野豆腐

＋

3．鉄（Fe）
あさり、しじみ、はまぐり、豚・牛レバー、卵、うずら卵、大豆製品、油揚げ、青のり、ひじき、あゆ、いわし、うなぎ、きくらげ、切り干し大根

4．ビタミンC
ブロッコリー、赤・黄ピーマン、菜の花、さつまいも、オレンジ、いちご、グレープフルーツ、柿、キウイフルーツ、豆苗、かぶの葉、かぼちゃ、じゃがいも

5．ビタミンD
あんこうの肝、いわし、にしん、すじこ、かずのこ、スモークサーモン、鮭、さんま、まぐろ、さば、卵、干ししいたけ、きくらげ

6．ビタミンK
納豆、あしたば、ほうれんそう、モロヘイヤ、つるむらさき、豆苗、小松菜、しゅんぎく、にら、タアサイ、ブロッコリー、鶏肉、卵

7．亜鉛
かき、豚レバー、卵、牛肉、はまぐり、かに、うなぎ、油揚げ、さざえ、うに、ほたて

そして、右の方程式をもとに、例を考えてみました。

1．うずら卵＋牛乳・チーズ＋あさり＋かき＋ブロッコリー（ほかにも食材を使って

可）→うずら卵入りクラムチャウダー

2．あさり＋えび＋卵＋チーズ＋豆苗（具材を炒めて、チーズをのせて卵でとじ、形をととのえる）→あさりとえび、豆苗のチーズオムレツ

3．たこ＋がんもどき＋卵＋さつまいも＋干ししいたけ＋鶏肉→煮物やおでん（甘い調味料はＮＧ）

4．豚肉（または牛肉）＋高野豆腐＋かぶ（または大根）の葉＋しゅんぎく・にら＋油揚げ→豚肉（または牛肉）のしゃぶしゃぶ　ごまポン酢＋卵

など、背伸ばし代表食材を入れて、残り野菜やほかの材料も加えて、ヒーローレシピを考えてください。

７つの栄養素を一品にするのか、一食のメニューで組み合わせを考えるのか、あるいは一日の中でとる量を分けるのかは、どの方法でもＯＫです。料理も数学のように当てはめてやってみて。足した食材が、体の中でかけ算になって働いてくれます。食べるのも、勉強するのも効率です。考えて食べることから、始めてみてください。ちなみに、本文に書いてあるレシピも、この方程式をもとに作っていますよ。きみもすぐに実践してみてくださいね。

監修●医学博士 金子俊之（分子栄養学研究所所長）

イラスト●斎藤ひろこ（ヒロヒロスタジオ p.24 ～30）、山田 円（p.35）
装丁●小口翔平＋加瀬梓（tobufune）
DTP●川名美絵子
編集担当●三橋亜矢子（主婦の友社）

中高生の身長を伸ばす7つの習慣

令和2年5月10日　第1刷発行
令和5年12月31日　第14刷発行

著　者　佐藤智春　黒川伊保子
発行者　平野健一
発行所　株式会社主婦の友社
〒141-0021　東京都品川区上大崎3-1-1 目黒セントラルスクエア
電話　03-5280-7537（内容・不良品等のお問い合わせ）
049-259-1236（販売）
印刷所　大日本印刷株式会社

ISBN978-4-07-442531-0

■本のご注文は、お近くの書店または主婦の友社コールセンター（電話0120-916-892）まで。
＊お問い合わせ受付時間　月～金（祝日を除く）10:00 ～16:00
＊個人のお客さまからのよくある質問のご案内
https://shufunotomo.co.jp/faq/